Pocket Essentials of Psychiatry

精神病学精要袖珍手册

(第3版)

声　明

　　这一领域的知识和最佳实践在不断进步。由于新的研究和临床实践在不断拓展我们的知识，因此在治疗和用药方面做出某些改变也许是必需和适宜的。建议读者核对本书所提供的（i）有特色的操作方法或（ii）每种药品的生产厂商的最新产品信息，确认药物的推荐剂量、服用方法、时间及相关禁忌证。确定诊断、决定患者的最佳用药剂量和最佳治疗方法以及采取适当的安全措施是经治医师的责任，这有赖于他（她）们的个人经验和对每一位患者的了解。在法律允许的范围内，出版商和编著者对于因与本书所包含的资料相关而引起的任何个人损伤或财产损失，均不承担任何责任。

　　本书简体中文版由北京大学医学出版社与 Elsevier (Singapore) Pte Ltd. 在中国境内（不包括香港特别行政区及台湾）协议出版。本版仅限在中国境内（不包括香港特别行政区及台湾）出版及标价销售。未经许可之出口，是为违反著作权法，将受法律之制裁。

出版者

Pocket Essentials of Psychiatry

精神病学精要袖珍手册
（第3版）

原　　著　Basant K. Puri

主　　译　王丽萍　姜　涛

副 主 译　郑　琳　张　顺

主　　审　张　本

译校人员　（按译著章节先后排序）

王丽萍　姜　涛　郑　琳

唐　颖　张　顺　岳玲梅

王聪哲　蒋　克　胡晓辉

冯　倩　王　馨

北京大学医学出版社
Peking University Medical Press

JINGSHENBINGXUE JINGYAO XIUZHEN SHOUCE

图书在版编目（CIP）数据

精神病学精要袖珍手册：第 3 版/（英）普瑞
（Puri，B. K.）原著；王丽萍，姜涛译. —北京：北京
大学医学出版社，2013.12
书名原文：Pocket essentials of psychiatry
ISBN 978-7-5659-0525-4

Ⅰ.①精… Ⅱ.①普…②王…③姜… Ⅲ.①精神病
学—手册 Ⅳ.①R749-62

中国版本图书馆 CIP 数据核字（2013）第 015260 号

北京市版权局著作权合同登记号：图字：01-2009-5100
Pocket Essentials of Psychiatry, Third Edition
Basant K. Puri
ISBN-13：978-0-7020-2876-2
ISBN-10：0-7020-2876-2
Copyright © 2008 by Elsevier Limited. All rights reserved.
Authorized Simplified Chinese translation from English language edition
published by the Proprietor.

Elsevier (Singapore) Pte Ltd.
3 Killiney Road，#08-01 Winsland House I，Singapore 239519
Tel：(65) 6349-0200，Fax：(65) 6733-1817
First Published 2013
2013 年初版

Simplified Chinese translation Copyright © 2013 by Elsevier (Singapore)
Pte Ltd and Peking University Medical Press. All rights reserved.

精神病学精要袖珍手册（第 3 版）

主　　译：王丽萍　姜　涛
出版发行：北京大学医学出版社（电话：010-82802230）
地　　址：(100191) 北京市海淀区学院路 38 号　北京大学医学部院内
网　　址：http://www.pumpress.com.cn
E - mail：booksale@bjmu.edu.cn
印　　刷：北京瑞达方舟印务有限公司
经　　销：新华书店
责任编辑：杨　杰　　责任校对：张　雨　　责任印制：苗　旺
开　　本：787mm×1092mm 1/32　印张：13　字数：278 千字
版　　次：2013 年 12 月第 1 版　2013 年 12 月第 1 次印刷
书　　号：ISBN 978-7-5659-0525-4
定　　价：69.00 元

译者前言

至 2008 年，我国已有 15 所高校开设了本科精神医学专业，但一直没有统编教材。2008 年全国首届本科精神医学专业建设暨卫生部本科精神医学专业规划教材建设会议决定编写全国首套教材并于 2009 年 6 月出版。全套教材共11 册，疾病分类依据国际疾病分类第 10 版（ICD-10）的分类标准，当时没有出版配套的教辅参考书。

我们有感于精神医学的快速发展，国内精神医学又缺乏理想的辅导教材，而使用国内规划教材的第一批学生即将毕业，因此萌发了翻译优秀英文原著并在国内出版以飨同仁的愿望。我们从很多原著中选择了由 Basant K. Puri 主编的《精神病学精要袖珍手册》（Pocket Essentials of Psychiatry），它恰是应精神医学专业学生的需要而编写的，旨在概括精神病学的要点，其疾病分类也是以 ICD-10 为分类标准，因此本书的引入与翻译无疑是非常及时而又有意义的。本书内容丰富、新颖，概括全面、精辟，是一本必不可少的参考书。我们相信，无论是精神病学的初学者，还是已从事临床工作不久的精神科医生、护士，或是综合医院的医生，都能从本书中找到自己想要的东西。

感谢张本教授在百忙之中对本书翻译工作给予的诸多支持和帮助，感谢参与翻译的朋友们以无私奉献和精诚合作的团队精神完成译稿，也感谢我们的同事和家人，正是他们分担了大量的日常工作和家务，才使我们在繁忙的工作之余得以积累点滴时间专心翻译。

　　本书的翻译风格遵循直译为主，严格忠实于原文；意译为辅，尽量译为容易理解的语句。虽然我们力求正确贴切，但限于水平，疏漏和错误之处在所难免，望读者不吝指正。

王丽萍
2013 年 2 月

丛书前言

医学生和正在受训的医生都希望在他们所受的教育中，能经历不同的医院和社区保健中心。很多图书都太大不便于携带，而相对疾病过程的基础理解而言，这些书所包含的知识往往又很重要。

精要袖珍系列丛书是专为学生和低年资医师而设计的便携式、口袋大小的参考书，不管是在医院还是在社区的临床实践中都很有帮助，也可用于考试复习。

系列丛书手册还具有如下特点：
- 内容简明扼要
- 简洁、明快的图画
- 急诊和其他内容的文本框
- 总结病因和临床特征的表格
- 测验问题和答案详解
- 术语词汇表

它们包含快速复习的核心内容，易于参考和实践操作，这种新颖的版式方便阅读，为我们提供了不可缺少的"精要"。

丛书主编：Parveen Kumar 和 Michael Clark

第 3 版前言

本书主要应精神专业医学生的需要而编写，旨在概述精神病学的要点，以达到医学学士结业考试要求的水平。不管是作为学生在接触精神科临床过程中携带的书籍，还是作为考前几周的复习资料，本书都会使读者从中获益。本书第一章详述了介绍精神病病例的方法；其后一章讨论了作为学生必须能准确引出的精神障碍的症状和体征；之后的章节介绍了一些最为重要的精神障碍，从诊断等级最高的开始，分别为器质性精神病、精神活性物质使用障碍和精神病。本书的最后部分还提供了词汇表。

本书使用的疾病分类法主要是世界卫生组织国际疾病分类法第 10 版修订版，即 ICD-10。本书还涵盖一些并没有出现在 ICD-10 精神和行为障碍分类中，但在大学里教授并考试的重要科目，如经前期综合征。

此书第 3 版再一次修订并加以更新，纳入了一些新药物，同时去除了一些老药物，对药物名称也做了更新。此版加入了一些新资料的详细内容，如简易精神状态检查、咖啡因中毒、儿童虐待、重复经颅磁刺激（rTMS）、光线疗法、迷走神经刺激（vagus nerve stimulate，VNS）和麦克诺顿条例等 7 项。相应地，结业考试的问题与答案部分也有少许增加。

再一次重申，强烈建议读者学习药物的相关知识以及处方药物时要参考现有的最新版药典。

Basant K. Puri

目录

第1章

病情介绍

像其他临床医学的分支学科一样，对患者作出评估重要的是获得准确的病史和进行适当的检查，对精神疾病患者的检查不仅包含体格检查，还包括精神状态检查。总之，如果一个患者存在精神症状和体征，医生便可通过询问病史和精神检查而引出。本章以提纲形式列出了病情介绍时需要介绍的各个方面的标题。

精神病史

首先介绍转诊理由、主诉和现病史。

精神检查时要按时间顺序明确患者存在的每一个症状。

完整的精神病史应包括来源于患者方面的和其他更多方面的信息（见本章后面的调查部分）。

转诊理由

简要描述患者怎么样和为什么来就诊。

主诉

是用患者自己的话来表达的主诉。每个症状的持续时间都要描述。

现病史

按时间顺序描述每个症状的发展过程，同时包括促发因素。相关的损害也要报告，如抑郁症应包括抑郁发作的生物学和认知症状（第6章），还要注意患者的状况对社会功能的影响。

家族史

描述父母和同胞的详细情况，包括他（她）们的：

• 目前年龄或去世时的年龄

• 职业

• 健康状况

• 与患者的关系

如果涉及，还要报告父母分居和（或）离异的时间。

家族精神病史

任何阳性的精神病家族史都要报告，如果可获得，还应包括接受治疗的日期和方法以及诊断。此外，还要问到所有的自杀企图。

个人史

幼年期

这部分应该包括详细的：

• 出生日期

• 出生地

• 出生前或出生时的异常情况及是否早产

- 早期发育情况
- 幼年期健康状况，包括任何的"神经疾病"史
- 早年情感上的应激，包括与亲人（如同胞或父母）的分离（如：由于死亡）

受教育史

- 开始上学的年龄
- 所就读学校的类型
- 与同伴或老师的关系
- 任何逃学史或其他校内遇到的麻烦和困难
- 取得的学历
- 离校的年龄
- 所受高等教育

职业史

概述职业史，要详细介绍晋职/降职情况，探求反复被开除的原因（如问题饮酒）。还要介绍所有的工作中的困难。

性心理史

女性患者包括初潮年龄、任何的月经异常、妊娠史及闭经年龄（如果涉及），还要描述性取向（异性恋或同性恋）。详细介绍任何性的或躯体的虐待。应注意到性或婚姻史（包括任何出轨史）和任何性障碍。

子女

所有孩子的详细情况都要介绍，包括他（她）们所患的任何疾病。

目前社会地位

介绍患者当前的：

- 社会地位，包括与他们一起生活的人
- 婚姻状况
- 职业和经济状况
- 住所的性质和适宜程度
- 业余爱好和社会兴趣

既往医疗史

按时间顺序介绍既往医疗史，包括躯体疾病和受伤的性质、就医地点以及治疗的方法。所用药物及其副反应以及药物过敏史都要问及。药物治疗还应包括最近的免疫制剂和非处方药物（如草药）的使用。

既往精神病史

详细介绍：

- 疾病的性质
- 疾病持续时间
- 住院或门诊治疗的科别
- 所接受的治疗
- 目前使用的精神药物和副作用

精神活性物质使用史

酒精

详细采集患者目前饮酒量和既往饮酒量，包括现在和既往任何戒断症状（第 4 章）的出现。同时还要寻找以饮酒为第一要事胜过其他任何活动、难以抑制的饮酒冲动或饮酒方式减少的证据。

CAGE 问卷（第 4 章）常规用来筛查患者的饮酒问题，CAGE 问卷中的 4 个问题有 2 个或以上问题回答阳性提示有问题饮酒。

C　你曾经认为应该减少（Cut down）饮酒量吗？

A　　曾经有人因为批评你饮酒而惹恼（Annoyed）你吗？

G　你曾经对自己的饮酒行为感到内疚（Guilty）吗？

E　你是否为了稳定你的情绪或消除宿醉，早晨醒后第一件事就是饮酒［喝醒眼酒的人（Eye-opener）］？

任何因饮酒而引起的躯体疾病史、外伤（如交通事故）、法律问题（如驾驶中违法行为）或工作问题（如上班经常迟到而被解雇）。

烟草

如果患者吸烟，我们需要了解患者所吸含尼古丁产品的种类和数量以及既往的任何吸烟史。

其他精神活性物质滥用

当前和过去药物的滥用，包括药物的种类、使用的数量、使用的方法和后果。这些滥用药物包括：

- 阿片类
- 大麻酚类物质
- 镇静剂
- 催眠剂

- 可卡因——包括精制可卡因
- 苯丙胺和相关的精神兴奋剂
- 致幻剂

  麦角酸二乙胺（LSD）

  N,N-二甲基色胺（DMT）

  麦司卡林

  致幻蘑菇菌（赛洛西宾）

  苯环利定（PCP）

  氯胺酮

  3,4-甲烯二氧甲苯丙胺（销魂丸或MDMA）
- 易挥发性物质

  挥发性溶液

  黏合剂

  汽油

  丁烷

  油漆

  油漆稀释剂

  修正液

  气雾剂

这些违禁药物的俗称在第4章中列出。

犯罪史

描述任何违法和犯罪的细节，包括接受过的惩罚记录（例如：罚款和判处监禁）。

病前人格

患者的人格由他（她）永久而持续的特征和态度组成，包括思维方式（认知）、感受（情感）和行为（冲动控制、与他人交往的方式和对人际交往问题的处理）。如果患者在精神疾病发作之后，人格发生改变，那么需要从与患者和知情者的面谈中获得患者发病前人格的详细资料。可以按照以下要点总结概括患者发病前的人格特点：

- 在社会、家庭和性关系中对他人的态度
- 对自己和名声的态度
- 道德标准与宗教信仰
- 占优势的心境
- 业余活动与兴趣爱好
- 对生活的幻想——白日梦与噩梦
- 对应激的反应方式——包括防御机制

精神状态检查

精神状态检查（简称 MSE）是精神检查的一个重要部分，需要在仔细观察受过训练的精神科医生如何实施之后反复实践。它包含了在面谈中患者表现出来的精神症状（疾病的征象）。除了从面谈本身获得的有效信息之外，精神状态检查同时需要从其他人那里获取更多的信息。例如：护理人员对住院患者的观察。由于患者并不是随时表现出精神症状，所以向其他人收集资料显得非常重要。比方说，一个被护理人员发现有幻听症状的患者，可能在正式面谈

7

时否认自己感受到这种异常知觉。

精神状态检查中必须涉及的方面将在本章详细叙述。根据诊断需要，某些方面需要重点展开描述，例如：

- 抑郁症：重点在**心境**
- 精神分裂症：重点在**心境**、**异常信念**和**异常体验**
- 强迫性障碍：重点在**心境和思维异常**
- 痴呆：重点在**心境与认知状态**

外表与行为

一般表现

对患者的一般表现进行描述，与某种精神障碍相符合的任何特征都要提到（第2章）。

面部表现

面部表现同样也能为诊断提供线索，尤其是关于某些器质性疾病的，如内分泌疾病（第2章）。

姿势、动作和社交行为

需要注意到患者在面谈中的姿势、动作（包括活动过多和活动减少）、社交行为，它们在精神疾病患者中的表现往往是异常的（第2章）。

信任关系

眼神接触如何和关系的信任程度也应该记录下来。积极的信任关系有益于建设性的、治疗性的医患关系的建立。负性的信任关系也可能存在，如违背其意愿强制住院的患者和人格障碍的患者（第10章）。信任关系能够反映出移情与反移情（第2章），当考虑医患关系中潜在的心理动力学影响以及随后对各种治疗（例如：个体心理治疗）的反应时，需要考虑这种关系。

心理动力学方面

关于动作的心理动力学不能忽略。例如：一位已婚或者已经订婚的妇女，因为对她的婚姻关系感到焦虑，在面谈中可能摆弄她的结婚戒指或订婚戒指。如果她把戒指完全摘下来，这可能暗示着她想结束与其伴侣的关系的无意识愿望。

言语

记录患者言语的下列方面：
- 速度
- 数量
- 清晰度
- 形式

所谓形式，就是患者说话的方式值得注意，其内容放在"思维内容"下记录。如果怀疑或发现是言语形式障碍（包括任何语词新作的表现——第2章），需要记下患者表现出的症状的实例。

心境

客观评估

客观评估应该包括患者情绪的性质，依据下列方面评估：

- 病史（包括生物学症状——第6章）
- 外表
- 行为
- 姿势

主观评估

以患者描述的情绪的性质为主观评估，它可以通过询问以下问题获得：

- "你自我感觉如何？"
- "你感觉你的精神如何？"

情感与焦虑

患者的情感（第2章）也要记录下来，同时记录任何焦虑症状的表现。

思维内容

先占观念

患者任何病态的想法、先占观念和忧虑需要记录下来。适当的提问包括：

- "你主要的忧虑和先占观念是什么？"
- "这些（忧虑/先占观念）是否影响你的注意力和活动，例如睡眠？"

强迫思维与恐惧

任何强迫思维或恐惧（第2章）的表现都应该问到。检查强迫思维是否存在，可以问患者：

- "你是否总想一些没意义的事情，尽管努力的尝试避免这些想法？”

需要考虑到强迫思维可能伴随着强迫行为（强迫性仪式动作；第2章）

自杀与杀人想法

自杀想法应该记录下来，可以用筛查性提问来检查任何这样的想法，例如：

- “你曾经是否觉得生活没有意义？”
- “你曾经是否有过试图伤害自己的行为？”

如果患者回答“是”，那么对这种精神病理症状需要进行更深入的探究。更多关于自杀评估的内容在第14章中讲述。需要考虑到的是不仅抑郁症患者有自杀的想法，例如这种想法在精神分裂症患者中也是很常见的。这种想法可能伴随着杀人的想法，因此，这也需要在之后询问患者（例如，当一个男人感到自己生活没有价值时，他会认为自己的妻子也是没有生活价值的。同样，当一位母亲感到自己生活没有价值时，她会认为自己的孩子也是没有生活价值的）。一个适当的筛选问题是：

- “你曾有过伤害别人的愿望吗？”

异常信念和对事件的解释

应当记录下患者异常信念和对事件所作解释的详细内容，包括：

- 内容
- 开始时间
- 强度

• 牢固程度

异常信念和对事件的解释涉及：

• 环境（如：迫害妄想、关系妄想和牵连观念）

• 患者的躯体（如：疑病和虚无妄想）

• 自我（如：被动现象和贫穷妄想）

更详细的内容见第2章。

异常体验

异常体验涉及：

• 环境（如：幻觉、错觉、现实解体和似曾相识症）

• 患者的躯体（如：体感改变和躯体性幻觉）

• 自我（如：人格解体）

更详细的内容见第2章。

认知状态

需要注意的是记忆评估包括评定其重要的组分：即时回忆、识记、短时记忆、近事记忆和长时记忆。如果有任何理由怀疑存在认知功能障碍，如怀疑痴呆，那么对患者的认知状态做一全面检查是非常重要的。

定向力

如果怀疑有定向障碍，对患者定向力的评估应包括：

• 时间

• 地点

• 人物

要求患者说出时间、日期和他（她）目前所在的地点，并询问他（她）的名字和身份以评估定向力。如果患者时间定向严重丧失而不能说出时间或日期，可以逐渐提问不太明确的问题直至患者能判断定向障碍的水平（如：要求患者说出月份、季节、年份）。

注意力和集中力

注意力和集中力可以通过要求患者做连续7测试。连续7测试是要求患者从100开始减7，并且尽可能快地将所得余数重复减7，记下每一步的结果及得数小于7时所用的时间。正确的结果是：

93，86，79，72，65……

如果这样做很困难，可能是因为算数技能的缺乏，可以用简单的连续3测试代替连续7测试。如果这样算依然困难，那就要求患者倒背星期名或一年的月份名：

- 星期六，星期五，星期四，星期三，星期二，星期一，星期日
- 十二月，十一月，十月，九月，八月，七月，六月，五月，四月，三月，二月，一月

因为集中力是持续的注意力，所以可以首先进行连续7测试。如果患者可以很好地完成，那就没有必要单独检查他们的注意力。

即时回忆

要求患者立刻背诵一系列数字可以评估即时回忆。正常人可以即时回忆出5~9个数字，平均为7个。

识记

这方面的记忆可以通过给患者一个名字和地址并要求

患者复述来进行评估。记录患者在完成此项任务时所出现的任何错误。

短时记忆

5分钟后，要求患者重复之前测验所给的名字和地址，是短时记忆的测验。记录患者所出现的任何错误。

近事记忆

评定近事记忆可以要求患者回忆2天前发生的重要新闻。

长时记忆

较正式的评定长时记忆的方法是要求患者回忆他（她）的出生日期和地点。

一般常识

患者的常识可以通过要求其回答以下一个或更多的名称来评定：

- 美国总统
- 国旗的颜色
- 5个给定州的首府城市
- 5个州

智力

临床上可以通过以下方面来判断患者的智力水平是否在正常范围内：

- 回答一般常识性问题
- 回答历史问题
- 回答精神状态检查（MSE）中的问题
- 受教育水平（询问既往情况）

自知力

　　患者意识到自己生病了吗？如果是，那么这种病是精神病学性质的吗？如果对这些问题的回答是肯定的，那么患者能接受精神病学的治疗吗？对这些问题的答案可以表明自知力的程度。需要注意的是仅仅记录自知力存在或缺失是不充分的。例如：应该记为"Mr. Y对疾病的自知力完整，意识到自己有病并且是精神病性的，他接受精神病学的治疗"。

体格检查

　　当精神病患者一住院来到病室就应常规进行完整的体格检查。负责临床检查的接诊者在评估一精神病患者时通常没有足够的时间进行全面的体格检查。这种情况下通常检查患者的血压、眼底、颈部（甲状腺肿）等还是可能的。如：患者的脉搏不规则是由甲状腺功能亢进引起的心房颤动导致的。体格检查可能发现由器质性原因引起的精神病性症状。

　　如果怀疑存在器质性脑病，则需要进行全面的神经病学检查，检查内容包括：

- 意识水平
- 语言能力
- 左、右手习惯
- 记忆
- 失用症
- 失认症

- 数学能力
- 左右失认
- 言语流畅性

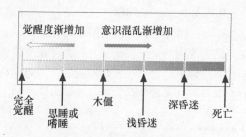

图 1.1　意识水平连续谱

（With permission from Puri BK，Laking PJ，Treasaden IH 2002 Textbook of psychiatry. Churchill Livingstone，Edinburgh.）

意识水平

意识水平是变化的，如图 1.1 所示。这里描述的嗜睡（异常思睡）、木僵和昏迷是神经病学的术语。

思睡或嗜睡

思睡或嗜睡的患者可以被弱刺激唤醒，并能讲话，对其内容可理解。但只一小会儿就再次入睡了。

木僵

木僵的患者对疼痛和较大的声音有反应，可以有简单的单音节话语。有无意识的自发性运动（注意，这里的

"木僵"一词是神经病学意义的，与第2章提到的精神病学的"木僵"一词意义不同）。

浅昏迷

浅昏迷患者除了没有自发性运动外，对疼痛也没有知觉。

深昏迷

深昏迷患者无任何反应。既对疼痛无反应，又没有自主活动。通常没有以下反应：

- 腱反射
- 瞳孔反射
- 角膜反射

语言能力

言语运动方面

发声障碍是指在言语清晰度上存在困难，可以通过重复以下短语来检查：

- "West Register Street"
- "The Leith police dismisseth us"

或者用患者自己的话说句相似的短语。

同样也可以检查言语错乱（言语不很准确）、语词新作（第2章）和电报式言语（省略了很多词语的句子）。乱杂性失语症患者的话完全不合逻辑，患者使用没有意义的新词讲话。表达或运动性失语症也叫布罗卡失语症，是指患者难以用言语表达自己的想法，但理解力存在，可以通过要求患者做以下事情来检测：

- 谈论他（她）的爱好
- 听写
- 随意写一段话

中间性失语

中间性失语或语法性失语患者不能按照正常的顺序编排字词。命名性失语患者给物体命名困难。这可以用找词来测，如要求患者给指定的物体命名，如说出钢笔尖或鞋带的名字，说出颜色的名称等。

感觉性（感受性）失语症

感觉性或感受性失语症，又叫韦尼克区失语症，是指患者对词语的意义理解困难，包括以下几种类型：

- 失认性失读——能看见字，但不会读
- 纯字聋——能听见字，但不理解
- 视觉性说示不能——会写字，但不会读

感觉性或感受性失语症可以通过以下方式检查：

- 读一段话
- 解释一段话的意思
- 执行某指令

全失语

感觉性和表达性失语同时出现的一种情况。

左、右手习惯

如果发现存在语言能力障碍，就要对患者的用手习惯进行判定。与语言表达有关的大脑半球称为优势半球。几乎所有惯用右手的人其左侧大脑半球是优势半球。在语言功能上60%惯用左手的人优势半球为左侧大脑半球，其余的或是右侧大脑半球或是两侧。通过询问患者主要用哪只手写字来判定其用手习惯未免过于简单：例如许多惯用左手的人在童年时被强制用右手写字。通过回答 Annett 用手习惯问卷可能更精确，问患者用哪只手：

- 写一封简明扼要的信
- 朝目标扔球
- 拿网球、壁球或羽毛球拍
- 划火柴
- 拿剪刀剪东西
- 将线从针眼穿过（或将针穿到线上）
- 拿扫帚扫地时上边的手
- 用铁铲锄沙时上边的手
- 打牌
- 往木头里钉钉子
- 用牙刷刷牙
- 开瓶盖

作为用手习惯问卷的一部分，还包括以下问题：

- "用哪只眼睛看望远镜？"
- "用哪只脚踢球？"

记忆

另外，在精神状态检查（见上文）时也会常规地进行言语记忆测试（优势半球功能）、非言语记忆测试（非优势半球功能)。

给患者看一个特定的图案(图 1.2)并要求其立刻重新画一遍(识记和即时回忆),5 分钟后重复一次(短时非言语记忆)。

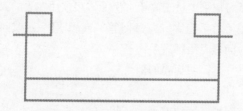

图 1.2 几何图案可以用来检测患者的非言语记忆

(With permission from Puri BK, Laking PJ, Treasaden IH 2002 Textbook of psychiatry. Churchill Livingstone, Edinburgh.)

失用症

失用症是指不能执行目的性意志活动,它不是由轻瘫、动作失调、感觉丧失或不随意运动引起的。

结构性失用症

结构性失用症与视空间失认密切相关,一些权威人士对两者的处理方式在本质上是相同的。测试时要求患者用火柴摆星星或其他图形(如房子),也可以画出来。还可以要求患者看一系列难度循序渐进的线形图形,并凭即时回忆马上模仿,如图 1.3 所示。

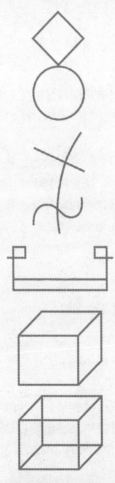

图 1.3　让患者看一系列难度循序渐进的图形并凭即时回忆马上模仿一遍来测试结构性失用症和视空间失认

（With permission from Puri BK，Laking PJ，Treasaden IH 2002 Textbook of psychiatry. Churchill Livingstone，Edinburgh.）

穿衣失用症

通过要求患者穿衣服来测试。

观念运动性失用症

通过要求患者完成难度递增的任务来测试这项。例如：这些任务可能包含用指定的手指触摸脸上的某部位。

观念性失用症

这项测验是通过要求按一定顺序执行动作，例如用剪刀把一张纸剪成两半，然后把其中之一折起来并把它放在信封里（如果患者既往史和精神状态检查表明存在危险因素证据，如存在杀人想法，那么像剪刀这样具危险性的器具就不适用于该患者）。

失认症

失认症详见第2章。

视空间失认

此检测方法同结构性失用症（见前文）。

面容失认

通过让患者识别面部表情的图片来检查此项。测试照镜症时，要求患者对镜中反映出的自己进行识别。在某种极端的情况下患者可能不会认出他们自己的映像。

色觉失认

通过让患者说出不同颜色卡片的颜色名称来检测。前提是患者存在色觉，可以先让其按颜色对卡片进行分类。

综合失认

这项测试是让患者解释图片的全部意义和特别的细节。

书写失认或书写认识不能

要求患者在闭眼的状态下辨别出写在手上的数字或字母，如图 1.4 所示。

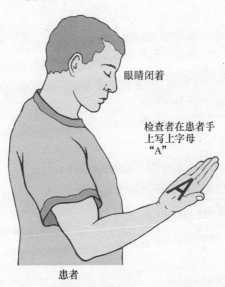

眼睛闭着

检查者在患者手上写上字母"A"

患者

图 1.4 测试患者的书写失认或书写认识不能

（With permission from Puri BK，Laking PJ，Treasaden IH 2002 Textbook of psychiatry. Churchill Livingstone，Edinburgh.）

自身部位失认

可以通过让患者准确移动检查者提及的身体部位，同时指出患者自己及检查者身上的这些部位来测试，还可以要求患者说出自己身体部位的名称。

实体失认

让患者闭着眼，把一个物体（如一枚硬币）放在患者的手上，要求其说出是什么物体。

手指失认

要求患者闭着眼说出他（她）被触及的是哪根手指。

图式失认

本测试可用一个移动的可读地图，要求患者沿着既定路线行走完成任务。

数学能力

可通过令患者完成以下内容来评估：

- 大声读出并记下大于 100 的数字
- 数东西
- 执行算术运算法则（加法、减法、乘法和除法）

左右失认

这个测试是要求患者移动他（她）的左和（或）右手、胳膊和脚，指出患者左右侧各种各样物体的名称。要求患者执行一个指令。例如：

- "在你面前有 2 支笔，用你的左手拿起位于你右侧的那支，并放在我的左手上。"

言语流畅性

要求患者在 2 分钟内尽可能又快又多地记录以 F 开头的单词。记录下单词的数目。测试也可以使用不同的字母。另一种测试方法是让患者在 1 分钟内尽可能多地说出长有 4 条腿动物的名称。

调查

一线调查

更多信息

精神病患者入院时的更多信息需要从被调查者那里获得，包括：

- 亲属
- 患者的全科医生（家庭医生）
- 与患者有关的其他专业人员，例如社会工作者、社区精神病护士、心理学家和公寓的护理人员
- 大学导师，如果适合的话
- 所有陪伴患者来的朋友

对于儿童和青少年，信息可以从教育工作者或教师组长那里获得。

其他更多信息的重要来源包括：

- 既往的精神病病历记录
- 药物治疗记录

血液检测

应进行血液学、生化、内分泌学和血清学的血液检测，包括：

- 全血细胞计数，例如贫血和感染
- 尿素和电解质，例如肾功能检查
- 甲状腺功能检查，例如甲状腺功能减退
- 肝功能检查，例如肝性脑病
- 维生素 B_{12} 和叶酸水平，例如痴呆和维生素 B_{12} 缺乏
- 梅毒血清学，例如麻痹性痴呆

尿液检测

进行尿液的药物筛查可以检查隐蔽的精神活性物质的滥用。

二线调查

病史、MSE 和体格检查结果表明需要进一步检查。

进一步血液检测

进一步需要的血液检测包括：

- 人类免疫缺陷病毒（HIV）血清学
- 内分泌功能的评价

进一步尿液检测

进一步需要的尿液检测包括：

- 胆色素原
- δ-氨基酮戊酸

脑电图

癫痫可以导致精神病理症状。例如，颞叶的复杂部分性发作（颞叶癫痫或颞周癫痫）可以导致精神分裂症的症状和心境障碍。因此，脑电图对于这些患者应该在第一次发作住院时就实施。对可疑有癫痫的患者也一样。学习不能（精神发育迟滞）的患者癫痫很常见，需要在换用或停用抗癫痫药物后实施脑电图检查。

心理测验

临床心理学家提供的（神经）心理学测验在许多情况下是有帮助的，例如：

- 评定可疑痴呆或者假性痴呆
- 评定阅读障碍
- 评定儿童精神障碍，例如注意缺陷和多动障碍（ADHD）
- 评定学习不能
- 评定精神分裂症伴发的心理损害
- 大脑损伤的测试
- 特殊功能的评定
- 康复评定

评定量表

应对患者实施标准的精神病学和心理学的量表评定，对旨在进行研究的工作尤其有用。

例如临床上经常使用简易精神状态检查，或 MMSE 来评估和治疗痴呆的患者，尤其是阿尔茨海默病（第 3 章）。下面的内容用来评定患者的分数，总分最高不超过 30 分。

1. 时间定向　要求患者说出现在是哪年、什么季节、哪天、哪个月和星期几。每答对一点得1分，最高5分。

2. 地点定向　要求患者说出现在位于哪个国家、哪个城市、哪个区、哪个街道、门牌号或楼层（或者是它们的等价词如医院名称、病室名称以及病室号等）。每答对一点得1分，最高5分。

3. 识记　说3个物品的名称让患者立即重复，每答对一个得1分，最高3分。之后再让患者去重复这些物品名称（一直到尝试6次），直到正确记住了它们。

4. 注意力及集中力　连续7测试（见前文），回答5次后停止，连续减7，答对一次得1分。也可要求患者倒着拼写单词"WORLD"，得分为全部位置正确（即颠倒的）的字母数。最高5分。

5. 回忆　要求患者回忆前面说过的3个物品（见3），每正确回忆一个得1分。最高3分。

6. 语言功能　首先问患者是否需要戴眼镜，之后向患者出示一个日常用品（如铅笔）并让其说出名称。接着出示另一个物品（如手表），再让他（她）说出名称。最高2分。

7. 语言功能　要求患者复述下面的句子（向患者大声说出来），"没有如果，和或者但是"。如果能正常复述句子得1分。

8. 令患者做"用你的右手拿起这张纸，将纸对半折起，放在地板上"（或者是类似的要求）。这个要求分为三部分，正确执行一部分得1分。最高3分。

9. 在一张纸的背面用足够大的字母写上"闭上你的眼睛"给患者，告诉患者上面写着一条指令，请他（她）读出来并照着去做（如果需要眼镜则戴上眼镜），如果患者在读完指令后正确地闭上了眼睛，则得 1 分。

10. 让患者写一句话，如果患者写下一句有意义的话，包含主语和动词，得 1 分。

11. 向患者出示一个包括两个交叉的五边形的图案，如图 1.5 所示，如果患者能正确地模仿出来（除外整幅图方向的改变及震颤所造成的结果），得 1 分。

整个 MMSE 总分低于 20 分，而患者无谵妄、精神分裂症、或严重抑郁状态时，则提示患者有痴呆。

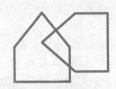

图 1.5 向患者出示一个包括两个交叉的五边形的图案，如图所示，如果患者能正确模仿出来（除外整幅图方向的改变及震颤所造成的结果），得 1 分。

神经影像

神经影像作为二线调查用于怀疑脑器质性障碍的病例。结构性神经影像技术包括以下类型：

- 较早的技术，例如头颅 X 线检查，气脑造影术
- X 线计算机断层扫描（CT）
- 磁共振成像（MRI）

尽管功能性神经影像技术［如脑代谢图和局部脑血流

（rCBF）〕到写本书为止临床上还不能常规作为二线调查，但它们的应用正在不断增加（如不同原因引起的痴呆的诊断）。功能性神经影像技术包括：

• 较早的技术，例如氙-133 单光子发射计算机断层扫描（^{133}Xe SPECT）

• 单光子发射（计算机）断层扫描（SPET）联合新型放射性配体如^{99m}Tc-HMPAO

• 正电子发射断层扫描（PET）

• 功能磁共振成像（fMRI）

• 磁共振波谱（MRS）

遗传检测

这种检测可能对确定诊断有帮助（例如唐氏综合征、亨廷顿病），还可用于亲属的症状前检测（如亨廷顿病）。

睡眠实验室研究

用于睡眠障碍的研究。

评估

对经过临床检查的精神病患者进行口头评估需要包括下列方面：

• 病史

• 精神状态检查

• 体格检查

• 简要总结主要问题和有关的阳性与阴性发现

• 需实施的调查（或者已经执行的）

- 诊断或鉴别诊断——对每一个诊断给出主要支持点和不支持点
- 病因
- 处理
- 预后因素

（王丽萍译，姜涛校）

第 2 章　　精神障碍的症状和体征

. . . .

　　本章中精神障碍的症状和体征按精神状态检查的标题来进行分类。

. . . .

外表和行为障碍

一般表现

自我忽视

　　自我忽视的表现可以包括：

- 不知个人卫生
- 头发蓬乱
- 衣着污秽

　　自我忽视可能与以下精神障碍有关：

- 痴呆
- 精神活性物质使用障碍（包括酒精和违禁药品）
- 精神分裂症
- 心境障碍

近期体重减轻

　　近期体重减轻可以表现为衣服肥大不合身，可以由某些器质性障碍导致，如癌症，也见于精神障碍，如抑郁症。

衣着华丽

在精神活性物质的影响下或正患躁狂症的患者所穿着的衣服很鲜艳、华丽。

Russell 征

Russell 征是一种较少见的体征，表现为手背上有硬茧，见于神经性贪食症患者，他（她）们经常用手刺激咽反射来自我诱吐而致。

甲状腺功能减退症

从患者的一般表现中（包括从与患者握手时）可以明显看出存有下列症状：

- 毛发干枯而稀少（通常很脆，不好梳理）
- 面部改变（见下文）
- 皮肤干燥
- 耳聋
- 轻度肥胖
- 甲状腺肿
- 贫血
- 手心发凉

甲状腺功能亢进症

从患者的一般表现中（包括从与患者握手时）可以明显看出存有下列症状：

- 眼球突出
- 甲状腺肿

- 震颤
- 体重减轻
- 手心发热
- 手掌红斑

原发性肾上腺功能减退症（Addison 病）

可以伴有：
- 手掌皱褶处和手指关节处色素沉着
- 近期瘢痕色素沉着
- 脱水
- 白斑
- 全身消瘦
- 体重减轻

库欣综合征

从患者的一般表现中可以明显看出存有下列症状：
- 皮肤变薄
- 面部症状（见下文）
- "水牛背"
- 脊柱后凸
- 擦伤
- 条纹（在体格检查之前可能不会注意到）

面部表现

抑郁症

抑郁症患者常有：

- 眼神悲哀
- 眉头紧蹙
- 嘴角下垂

躁狂症

躁狂症患者看起来很欣快和（或）易激惹。

焦虑症

广泛性焦虑症患者伴有：
- 眉毛凸起
- 眼裂变宽
- 瞳孔放大
- 前额水平皱纹

帕金森综合征

帕金森综合征患者的面容表现为相对固定不变，这种改变可由以下情况引起：
- 抗多巴胺能的抗精神病治疗（如用于精神分裂症和躁狂症的药物治疗）引起的帕金森副作用
- 帕金森病

神经性厌食症

神经性厌食症患者侧面部出现细微的、绒毛状的胎毛（还可见于其他部位，如胳膊和后背，只有进行体格检查才会注意到）。

神经性贪食症

神经性贪食症患者可以由于腮腺肿大而显面部圆胖，面部的水肿也可能是滥用泻药的结果，但二者都很罕见。

多毛症

女性多毛症患者，尤其是如果伴月经紊乱时，可由下列情况引起：

- 正常的毛发生长，例如在地中海和南亚人群中
- 多囊卵巢综合征（stein-leventhal 综合征是一种严重的形式）
- 迟发先天性肾上腺增生症
- Cushing 综合征
- 卵巢或肾上腺男性化肿胀

甲状腺功能减退症

可以伴发下列征象，这些征象在面部（和颈部）表现得比较明显。

- 毛发干枯而稀少（通常很脆，不好梳理）
- 眉毛稀疏
- 皮肤干燥
- 甲状腺肿
- 舌大
- 眼周水肿
- 贫血

甲状腺功能亢进症

可以伴发下列体征，这些体征在面部（和颈部）表现得比较明显：

- 眼球突出
- 甲状腺肿
- 睑后退

- 结膜水肿
- 眼肌麻痹

原发性肾上腺功能减退症（Addison 病）

可以伴有：

- 面颊色素沉着
- 近期瘢痕色素沉着
- 脱水
- 白斑

库欣综合征

可以伴有：

- 满月脸
- 粉刺
- 女性前额变秃
- 多毛
- 皮肤变薄
- 擦伤

姿势和动作

精神分裂症

下列这些不正常的动作常发生在精神分裂症患者中，有时也可发生在其他精神障碍患者中：

- 矛盾意向——当希望患者完成一个自愿的动作时却做出一连串不完全的动作（图 2.1）。
- 模仿动作——患者无意识地模仿别人的动作，即使不让，他也会去做。

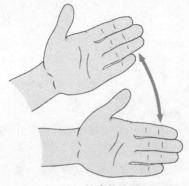

患者的手

图 2.1 矛盾意向示例

患者在检查者提出与其握手的要求时，反复将手在伸出和收回之间交替变换，一直没能握住检查者的手（With permission from Puri BK，Laking PJ，Treasaden IH 2002 Textbook of psychiatry. Churchill Livingstone，Edinburgh.）

- 作态——重复做看似有意图，实际而无意的动作。
- 违拗症——对要求的无动机抵抗，并试图做相反的动作。
- 摆姿势——患者采取一种不舒适或稀奇古怪的姿势保持长时间不动。
- 刻板症——无目的、规律地重复单调的动作（或言语）。
- 蜡样屈曲（也叫做蜡样屈曲症）——当检查者移动患者身体的一部分时感到塑胶样的抵抗（像弯曲一根软橡胶棒），并且那部分保持检查者摆成的新姿势不变，像"模型"一样（图 2.2）。

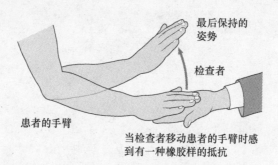

最后保持的姿势

检查者

患者的手臂

当检查者移动患者的手臂时感到有一种橡胶样的抵抗

图 2.2　蜡样屈曲示例

（With permission from Puri BK，Laking PJ，Treasaden IH 2002 Textbook of psychiatry．Churchill Livingstone，Edinburgh．）

抑郁症

抑郁心境可以表现为眼神接触减少，目光低垂，弯腰弓背。

躁狂症

躁狂症可以表现为患者动作增多，不能安静地坐着。要注意多动也是焦虑和某些器质性障碍（如甲状腺功能亢进症）的特征。

抽动症

这是涉及一组肌肉反复、规律的运动，可见于多种情况，包括亨廷顿病、抽动秽语综合征及下面提到的脑炎。

帕金森综合征

表现为慌张步态。

活动减少

木僵

精神病学（相对于神经病学）中的"木僵"一词常用来描述患者不语、不动（运动不能性缄默症）而意识清晰的状态（患者意识清晰是因为患者眼睛睁着，可以追随物体，甚至在木僵发作后能记住在这期间发生的事情）。这种情况有时可以被兴奋和活动过度而打乱。木僵见于下列情况：

- 紧张性木僵
- 抑郁性木僵
- 躁狂性木僵
- 癫痫
- 癔症

抑郁性迟缓

精神运动性迟缓发生在抑郁症时的一种表现形式（动作和思维缓慢），它的极端形式称为抑郁性木僵。

强迫性迟缓

这里是指继发于反复怀疑和强迫性仪式动作的动作缓慢。

活动过多

精神运动性激越

这种过度的活动是无收益的，并且患者表现很不安。

运动过度

运动过度包括活动过度、注意涣散、冲动和兴奋，尤其见于儿童和青少年。

梦游症

这种情况（也叫睡行症）是指一个人从睡眠中起来，对周围环境不完全意识，却完成一系列复杂的行为。

强迫行为

强迫行为是指一种反复、刻板、表面上有目的的行为，还指强迫性仪式动作和强迫思维的行为部分。具体强迫行为包括：

- 仪式性检查：如患者反复检查门是否已经关好，电源是否已经关闭
- 仪式性洗涤：患者反复洗手，有时甚至到洗破皮肤为止
- 仪式性计数
- 仪式性穿衣
- 嗜酒狂：一种强迫饮酒的行为
- 多饮：一种强迫饮水的行为
- 偷窃狂：一种强迫偷窃的行为
- 拔毛狂：一种强迫拔掉自己头发的行为
- 男性色情狂：男性对进行交媾的强迫性需求
- 女性色情狂：女性对进行交媾的强迫性需求

社交行为

痴呆

患者可能不按照能被大家接受的常规行动，如无视检查者的存在。

精神分裂症

患者以稀奇古怪的、攻击性的或多疑的方式行动。

躁狂症

患者可能表现为与检查者调情，很性感或相反很害羞。

言语障碍

速度和数量障碍

语速加快

躁狂症患者说话速度加快。

语速减慢

语速减慢可见于：

- 痴呆
- 抑郁症

语量增加

言语数量增加可见于：

- 躁狂症
- 焦虑症

语量减少

言语数量减少可见于：

- 痴呆
- 精神分裂症
- 抑郁症

言语促迫

言语的数量和速度均增加而且很难被打断。

多言癖（健谈）

说话滔滔不绝且散漫，使用大量的词汇。

言语贫乏

言语数量明显减少，可能偶尔仅使用单音节的词回答问题。

缄默症

一言不发。

构音困难

难以口齿清晰地讲话。

言语声律障碍

言语失去正常的声调。

口吃

停顿和重复某些词汇打断语流。

言语形式障碍

思维奔逸

思维加快，话题随思维不断转换，没有主题。思维的转换基于下列情况：

- 偶然的联系
- 词句之间的联系，如同音韵错误症、谐音癖
- 音韵联想（使用相似发音的词）和字意联想（使用同一个字表达多种意思）

- 分散刺激

病理性赘述

  思维缓慢，讲话掺杂不必要的细枝末节，最后才达到所要讲的终点，但很慢，如图 2.3 所示。

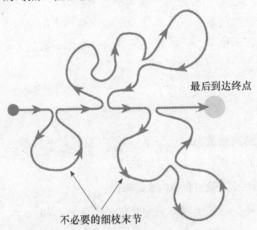

最后到达终点

不必要的细枝末节

图 2.3　病理性赘述图示

显示思维是怎样最后到达终点的（With permission from Puri BK, Laking PJ, Treasaden IH 2002 Textbook of psychiatry. Churchill Livingstone, Edinburgh.）

似是而非（近似回答）

  对问题的回答尽管明显是错误的，但理解了问题的意思。如问："草是什么颜色的？"患者可能回答："蓝色。"这种障碍见于 Ganser 综合征，首次描述这种症状是在罪犯候审时。

词不达意（文不对题）

  讲话一直没有切入到正题。

语词新作

创作新词或以特殊的方式使用日常词汇。

持续言语（言语或动作）

思维活动停滞在某一适当的点上。

- 言语重复——越来越频繁地重复一个词
- 言语痉挛——反复重复最后一个词的最后一个音节

模仿言语

自动模仿别人的话。

思维中断

思绪突然被打断，留下一片"空白"，随后不能回想刚才说过的话。

联想障碍（松弛）（思维形式障碍）

这是一种见于精神分裂症的语言障碍，如：

- 马步思维——一种古怪的、突如其来的联想打断了流畅而连续的言语
- 词的杂拌（分裂性言语或言语混乱）——言语不连贯，掺杂的词语不可理解

心境障碍

情感

情感是一种可察行为的模式，这种行为表达了一种主观体验的感受状态（情绪），并且反映出随时间而变化的各

种情绪状态（DSM-Ⅳ-TR）。它的异常形式可以表现为不适切、迟钝、平淡或不稳定。例如：如果一个人在他的亲人去世后很快就表现得很高兴，那么他的情感是不适切的。情感表达减少称情感迟钝。情感平淡指根本没有情感表达，患者典型的表现是无动于衷的表情和单调的声音。如果一个人的情感反复无常、快速变化，如从悲哀很快转向愤怒，则称其情感为不稳定。

情感不适切

这种情感是指相对于他的思维或言语不适切。

情感迟钝

外在的感受性语言严重减少。

情感平淡

包括全部或几乎全部情感表达的丧失。

情感不稳定

一种不稳定的与周围刺激无关的外在感受。

心境

心境是一种弥散而持久的情绪，它显著影响一个人对世界的感知（DSM-Ⅳ-TR）。

病理性心境恶劣

这是一种不愉快的心境。

抑郁

这是一种低落或压抑的心境，伴随着**快感缺失**，丧失参加照常进行的、愉快的活动的能力。而正常的**悲伤**或悲哀是对丧失的一种适切的反应。

情绪兴奋

这是一种较正常心境愉快的心境，不一定是病理性的。

情绪高涨

毫无拘束地表达自己的感受，妄自尊大。

情绪欣快

这是一种夸大了的幸福感，是病理性的。

狂喜

这是一种强烈的欣喜若狂状态。

易激惹

容易爆发或自控能力下降、有冲动攻击他人的状态。易激惹可以是某种人格特征，可以伴有焦虑，也可发生于经前期综合征。

述情障碍

在感知和描述自己的情绪上有困难。

其他

激越

活动过多伴有内心紧张感。

矛盾情绪

对同一事情同时存在两种相互对立的冲动。

焦虑

这是由于预期外部或内部的危险而出现的不安感或紧

张感。如：

- 恐怖性焦虑——焦虑的焦点是回避
- 自由浮动性焦虑——广泛的、无目标的焦虑
- 惊恐发作——伴有或不伴有生理症状的急性、发作性、紧张性焦虑发作

害怕

由于现实的威胁引起的焦虑。

紧张

在精神运动性活动中的不愉快感增加。

情感淡漠

超然或冷漠的状态，伴有情绪基调和感受快乐能力的丧失。

思维内容障碍

这里讨论的是主观的想法而不是这些想法是如何联系的（思维形式）。

强迫思维

反复出现的、没有意义的想法，患者明知不合理，至少最初如此，但却不能控制。主要内容包括：

- 害怕受伤
- 灰尘或污物
- 攻击
- 性

- 宗教，如一名宗教信仰者反复出现亵渎神灵的想法

恐怖

恐怖是指对某件事、某个物体或某种情境的一种持续的、不合理的害怕，导致回避这一对象。这种害怕与现实威胁不呈比例，也不合理，但不能自控。恐怖包括几类症状：

- 单一恐怖，如害怕蜘蛛
- 社交恐怖——害怕在公共场合与人交往，如当众讲话、吃饭及众人集会
- 广场恐怖——意即"害怕集会场所"，是一种高水平的焦虑伴有多种恐怖性症状的综合征，包括害怕拥挤的场所、打开再关闭的空间、商场、社交场合和乘坐公共汽车或火车

疑病

疑病是一种先占观念，没有器质性病变为基础，患者害怕患上严重的躯体疾病，其躯体感受不能用疾病来解释。

....

异常信念和对事件的解释

超价观念

一种不合理、持续、强烈的先占观念，达不到妄想的程度，称为超价观念。这种信念可以证明是错误的，而且不是相同亚文化的其他个体通常所支持的，伴随着明显的情绪色彩。

妄想

妄想是一种由于对外界现实错误的推理而产生的错误的个人信念。不管别人的信念，也不管不可争辩的现实和相反的证据而顽固坚持。这种信念不是相同亚文化的其他个体通常所支持的（DSM-Ⅳ）。妄想可以是与心境和谐的或与心境不和谐的。被动现象在下面描述。一些重要类型的妄想见表2.1。

原发性妄想

原发性妄想的形成与以前的事件没有任何可识别的联系，可能始于一种妄想心境。患者感到某些事情不寻常，正在发生什么威胁。

被动现象

这种妄想认为自身的某些方面受外界力量所控制，完全不在自我控制之中。这些方面包括：

- 思维（思维异化）——患者相信他（她）的思想受外界的力量控制，或其他人参与了他（她）的思维
- 情感（被动情感）——患者感到自己的情感被取走，并且外界的力量正在控制着它们
- 意志（被动冲动）——患者感到自己的自由意志被取走，并且外界的力量正控制着他（她）的冲动
- 行为（被动行为）——患者感到他（她）的自由意志被取走，并且外界的力量正控制着他（她）的行为
- 感觉（躯体被动感）——患者感到他（她）是一个

外界力量下的躯体或身体感受的被动接纳者

表 2.1　妄想的类型

妄想的类型	妄想信念
被害妄想（好诉讼者妄想）	认为自己被迫害
贫穷妄想	认为自己陷入贫穷
关系妄想	别人的行为、目标和事件（如电视、广播、报纸）特指他自己；当上述思维达不到妄想程度时，称为牵连观念
自罪妄想	认为自己犯了罪
钟情妄想（de Clérambault 综合征）	认为另外一个人深爱自己（通常发生在女性，认为一个具有较高社会地位的男人深爱自己）
嫉妒妄想（病理性嫉妒、妄想性嫉妒、奥赛罗综合征）	认为配偶或爱人不忠实
夸大妄想	夸大自己的力量和重要性
相似者妄想（替身错觉，见于 Capgras 综合征）	认为自己认识的一个人被另一个极其相似的人所替代
Fregoli 综合征	认为熟悉的人换了外貌，并能从其他人中被认出
虚无	认为他人、自己或世界都不存在了或正在停止存在
躯体	妄想信念是关于自己身体功能的
怪异	信念完全不真实并且很怪异
系统化	与一个主题相关联的一组妄想或一个从多方面详尽阐述的妄想

思维异化的几种重要类型包括：

- 思维插入——患者相信一种思维正被外界力量插入他（她）的大脑
- 思维被夺——患者相信他（她）的思维正被外界力量从大脑中抽取走
- 思维播散——患者相信他（她）的思维正被他人"读取"，好像它们正在被播散出去

妄想知觉

毫无理由地给某种熟悉且真实的知觉赋予新的妄想性含义。

异常体验

感觉歪曲

强度的改变

感觉可以增强（**感觉增强**）或减弱（**感觉减弱**）。**听觉过敏**是对声音的感受性增强。

质的改变

视觉刺激可以引起**视觉歪曲**，当知觉变成某种颜色时，如由于中毒或视黄醛的作用，则以相应的颜色来命名。如：

- 绿视症——绿色
- 红视症——红色
- 黄视症——黄色

空间形式的改变

视物显大症时物体显得大而近，视物显小症时物体显得小而远。

知觉歪曲

错觉

错觉是对外界刺激的错误知觉。

幻觉

幻觉是没有真实的外界刺激时出现的错误的知觉。患者感知到存在于客观空间，且与正常的知觉有相同的真实感。幻觉不受主观意识控制，只有同时存在现实检验能力受损时才提示是精神病性障碍。幻觉可以分为要素性（如砰砰响声和口哨声）和复杂性（如听到一个声音、音乐声、看见面孔）。幻觉有以下存在形式：

- 听觉——可以发生于抑郁症（尤其是诽谤性质的第二人称幻觉）、精神分裂症（尤其是第三人称幻觉评论性的）、器质性精神障碍（如颞叶复杂部分性发作）和使用精神活性物质（如酒精性幻觉和使用苯丙胺后）
- 视觉——出现时尤其提示器质性障碍
- 嗅觉
- 味觉
- 躯体性——包括：
  - 触幻觉，没有现实刺激时出现的表皮感觉，一般仅涉及皮肤或皮下，包括虫子在皮下蠕动的感

（称蚁走感）

- 深部内脏幻觉

其他特殊类型的幻觉包括：

- 幻觉症——意识清晰状态下发生的幻觉（通常是听觉的），通常是慢性酒精滥用的结果
- 反射性幻觉——一种感官的刺激引起另一种感官的幻觉
- 功能性幻觉——除幻觉本身外，同时体验到引起幻觉的刺激
- 自视性幻觉（又称假人镜像）——患者能看到自己，并能认出就是他（她）自己
- 域外幻觉——幻觉发生在患者感觉域之外
- 追随现象——移动的物体被看成是一连串独立的不连续的影像，通常是由于服用致幻剂引起
- 觉醒前幻觉——幻觉（通常是视觉或听觉）发生在从睡眠中醒来时，可见于正常人
- 入睡前幻觉——幻觉（通常是视觉或听觉）发生在入睡时，可见于正常人

假性幻觉

表象位于脑内的主观空间，缺乏正常知觉的实在性。主观意识不能控制。

自我意识障碍（自我障碍）

自我意识障碍包括**人格解体**，即自我感知的改变，或某些方面不真实；**现实解体**，即环境看起来不真实。二者

都可以见于正常人（如疲劳时）。

认知障碍

注意障碍

注意涣散

患者的注意力频繁被不重要或无关的外界刺激所吸引。

选择性疏忽

患者阻抑了令人焦虑的刺激。

记忆障碍

遗忘

不能回想过去的经历。

记忆增强

记忆增强时保持和回忆的程度是夸大的。

记忆倒错

记忆倒错是由于回忆歪曲而致的记忆错误。包括：

- 虚构——以错误的记忆填补记忆的空白，见于遗忘（或 Korsakov）综合征
- 似曾相识——患者感到当前的情境曾经看到过或经历过
- 似曾听闻——一种听觉的再认错觉
- 似曾思考——一种新想法的再认错觉

- 旧事如新——对熟悉的情景不能再认
- 错构——将错误的细节添加到其他真实的记忆中

智能障碍

学习能力低下（精神发育迟滞）

DSM-IV-TR 和 ICD-10 根据智商（IQ）的分类：

- IQ50～70：轻度精神发育迟滞
- IQ35～49：中度精神发育迟滞
- IQ20～34：重度精神发育迟滞
- IQ<20：极重度精神发育迟滞

痴呆

痴呆是指无意识损害时大脑的器质性智能损害（第 3 章）。

假性痴呆

临床表现与痴呆相似，但无器质性原因，如患抑郁症时。

意识障碍

从轻到重包括：嗜睡、木僵、浅昏迷和昏迷。第 1 章有所描述。木僵一词在这指神经病学的，而不是精神病学意义的。

意识混浊

患者表现嗜睡，对刺激反应不全，伴有注意、专心、记忆、定向和思维的紊乱。

谵妄

患者处于混乱的状态，有定向障碍和烦躁不安。这种情况可伴有恐惧和幻觉（第3章）。

神游

神游是一种在通常环境中游走的状态，对该过程丧失记忆。

失语

见第1章。

感觉性（感受性）失语

理解字的意思有困难，例如：

- 失认性失读——能看见字，但不会读
- 纯词聋——能听见字，但不理解
- 视觉性说示不能——会写字，但不会读

中间性失语

包括：

- 命名性失语——不能叫出物体的名字
- 中间性（语法性）失语——不能按照正常的顺序编排字词

表达性（运动性）失语

用词语表达思维有困难，但能理解。

全失语

同时存在感觉性和表达性失语。

杂乱性失语

说出不连贯、无意义、无逻辑的言语。

失认和体像障碍

失认是指不能解释和认识出显著的感觉信息，并非由下列因素引起：

- 感觉通路受损
- 精神衰退
- 意识障碍
- 注意障碍
- （针对物体而言）对物体不熟悉

视空间失认

与**结构性失用**类似（见第1章）。

视觉（物体）失认

看到熟悉的物体时，不能通过视力识别，但能通过其他形式来识别，如触摸或聆听。

面容失认

指不能识别面容。极端的病例患者不认识镜子里的自己。如：晚期阿尔茨海默病患者可能不认识镜子里反映出的自己，这种现象称为**照镜症**。

色觉失认

指尽管患者还存在色觉，但不能准确说出颜色的名称。

综合失认

指患者不理解一张图片的全部意思，尽管能理解图片上个别的细节。

书写失认或书写认识不能

患者闭上眼睛时，不能正确识别在他（她）手上写过的数字或字母。

病感失认

对疾病不能觉察，尤其见于偏瘫患者（常发生在右侧顶叶损伤之后）。

体感异常状态

指对身体局部感知的歪曲。

自身部位失认

指不能按要求说出、识别或指出身体的某一部位。

实体觉失认

这种障碍指不能通过触觉识别物体。

手指失认

患者不能识别个体的手指，不管是自己的还是他人的。

图式失认

患者在按指定的地形方向完成任务时失去定向力，如阅读地图。

大小和形状的歪曲感

可以出现肢体长长的感觉。

半侧肢体失认或半侧人格解体

患者感到失去了一侧肢体（实际存在）。

幻肢

指截肢后患者持续感到肢体还存在。

复制现象

患者感到身体的部分或全部被复制了。

●●

动力性精神病理学

动力性精神病理学以弗洛伊德的理论和本我、自我和超我的人格结构假设为基础。

人格结构

人格结构是个体体内与行为和主观经历（如做梦）相关的相对稳定的心理组织。

本我

本我是精神结构中无意识的一部分，其组分一部分为遗传性，一部分为除了被压抑之外的后天获得。

自我

自我呈现知觉的和内部需要系统的分界面。它在无意识水平层面上通过防御机制控制一些随意思维和行为。

超我

超我是自我的衍生物，它锻炼自我的判断力并持有伦理道德价值标准。

无意识

无意识可以通过以下方法进行研究：

- 自由联想——鼓励在无监察的情况下表达内心所有

清晰的想法

- 弗洛伊德失语（口误）——没有监察的情况下随口说出无意识的想法
- 梦的解析——梦境可能是以主体的无意识愿望为基础的

移情和反移情

移情

移情是一种无意识的过程，指患者把在童年期所经历的情感和态度体验转移到治疗师身上来。

反移情

是指治疗师把自己的情感和态度转移到患者身上。

防御机制

保护意识不受来自无意识的情感、想法和欲望的影响。

否认

主体的表现好像有意识地不去觉察某种愿望和现实。

置换

对一个人或物体的想法和感情转移到另一个人或物体上。

内向投射和认同

把他人的态度和行为转移到自己身上，帮助自己应付与他人的分离状态。

分离

某种想法与其他想法相分离。

投射

把压抑的想法和愿望归属于其他人或物体。

投射性认同

将别人看成是可以控制和约束的，来表现自身被压抑的方面。

合理化

企图以合乎理性或伦理的方式解释在意识层面上不能接受的情感、想法、愿望的真实动机。

反向形成

持有一种与被压抑的愿望直接对立的心理态度。

退行

指退回到早期发育阶段。

压抑

将不能接受的情感、想法和愿望压制，使它们保存在无意识中。

升华

以社会可接受的方式使无意识愿望得到满足。

抵消（已经做过的事）

主体试图做得使以前的想法和行为没有发生过。

（姜涛译，王丽萍校）

第 3 章

器质性精神病

精神症状可能由某些潜在的器质性疾病引起，因此必须排除。

谵妄

谵妄的特征为急性、广泛的心理功能障碍，通常有不同程度的波动。

临床特征

谵妄的临床特征见图 3.1。前驱症状包括：

- 迷惑
- 激越
- 对光线和声音过敏

谵妄本身的特点包括：

- 意识损害——意识水平波动，常是夜间加重
- 心境改变——患者可以表现焦虑、迷惑、激越和抑郁，伴有情绪不稳定
- 知觉异常——可以发生短暂的错觉和视、听、触幻觉
- 认知损害——时间和地点定向力障碍，注意力涣散，学习新知识、识记、保持、回忆等均可受损，还可发生言语障碍

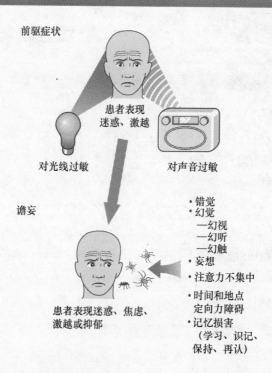

前驱症状

患者表现
迷惑、激越

对光线过敏　　　　　对声音过敏

谵妄

- 错觉
- 幻觉
  - 幻视
  - 幻听
  - 幻触
- 妄想
- 注意力不集中
- 时间和地点
  定向力障碍
- 记忆损害
  （学习、识记、
  保持、再认）

患者表现迷惑、焦虑、
激越或抑郁

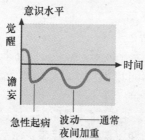

意识水平

觉
醒

谵妄

时间

急性起病　　波动——通常
　　　　　　夜间加重

图 3.1　谵妄的临床特征

（With permission from Puri BK, Laking PJ, Treasaden IH 2002
Textbook of psychiatry. Churchill Livingstone, Edinburgh.）

- 病程短暂——这种障碍持续时间短（通常数小时至数天），易波动

表 3.1　谵妄的病因

药物和酒精	药物中毒、工业毒物、一氧化碳中毒以及药物和酒精戒断
颅内因素	脑炎、脑膜炎、颅脑损伤、蛛网膜下腔出血、占位性病变、癫痫以及发作后状态
内分泌疾病	原发性肾上腺功能减退症（Addison 病）、库欣综合征、高胰岛素血症、甲状腺功能减退症、甲状腺功能亢进症、脑垂体功能减退、甲状旁腺功能减退以及甲状旁腺功能亢进
代谢疾病	肝衰竭、肾衰竭、呼吸衰竭、心脏衰竭、胰腺衰竭、缺氧、低血糖、水和电解质失衡、类癌综合征、卟啉症，以及维生素 B_1、烟酸、叶酸和维生素 B_{12} 缺乏症
全身感染	
手术后	

流行病学

谵妄可以由躯体疾病引起，普通内科和外科病房中有10%的患者会出现谵妄。

病因学

谵妄可以由中毒、精神活性物质的戒断、颅内因素、内分泌疾病、代谢疾病、全身感染以及手术引起，详见表 3.1。这里有必要简短地思考一下一些内分泌疾病更重要的临床特征，尤其是那些存在一些不同于谵妄症状的内分泌疾病患者。

原发性肾上腺功能减退症（Addison 病）

这是一种相对少见的内分泌疾病，肾上腺皮质的破坏

导致肾上腺糖皮质激素和盐皮质激素以及性激素分泌减少。这种情况下经常会出现一些类似抑郁症的症状，包括虚弱、疲劳、体重减轻、抑郁心境和食欲缺乏。重要的临床特征详见图 3.2。

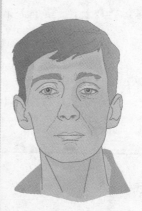

症状
体重减轻
食欲缺乏
全身乏力
虚弱
发热
抑郁
阳痿/闭经
恶心/呕吐
腹泻
意识模糊
体位性低血压导致晕厥
腹痛
便秘
肌痛
关节或后背疼痛

体征
色素沉着，尤其是新的瘢痕和掌褶处
面部色素沉着
体位性低血压
体重减轻
全身消瘦
脱水
体毛减少（白斑）

图 3.2 原发性肾上腺功能减退症（Addison 病）的临床特征
粗体字部分为具有重要判别价值的体征（With permission from Kumar P，Clark M（eds）2005 Kumar and Clark Clinical Medicine，6th edn．WB Saunders，Edinburgh.）

库欣综合征

指循环血中游离皮质醇升高的临床状态，通常会出现于使用合成类固醇治疗后。病因包括：

- 使用糖皮质激素
- 垂体相关疾病（库欣病）
- 异位促肾上腺皮质激素（ACTH）——导致肿瘤
- 使用促肾上腺皮质激素
- 肾上腺肿瘤
- 肾上腺癌
- 酒精导致的假性库欣综合征

库欣综合征患者可能出现类似抑郁症、躁狂症和精神分裂症的症状（包括情绪的改变、妄想、幻觉和思维障碍）。重要的临床特征见图 3.3。

甲状腺功能减退症

这是一种常见的内分泌疾病（尤其女性）。病因包括：

- 先天性原因——发育不全；异位甲状腺残留
- 萎缩性甲状腺炎
- 淋巴细胞性甲状腺炎
- 碘缺乏
- 内分泌功能障碍
- 抗甲状腺药物
- 其他药物——锂、胺碘酮、干扰素
- 感染后甲状腺炎
- 手术后
- 辐射后

症状	
体重增加（中心型） 外表改变 抑郁 失眠 闭经/月经稀少 皮肤变薄/易擦伤 毛发增多/痤疮 肌肉无力 儿童发育停止 背痛 多尿/多饮 精神病症状 旧照可能有帮助	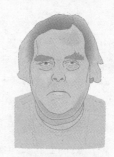 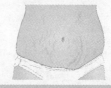

体征

满月脸	脊柱后凸
多血症	水牛背（背部肥胖）
抑郁/精神病	向心性肥胖
痤疮	**条纹（紫色或红色）**
多毛症	肋骨骨折
前额脱发（女性）	水肿
皮肤变薄	**近端肌病**
擦伤	近端肌肉萎缩
伤口愈合困难	糖尿
色素沉着	
皮肤感染	
高血压	
骨质疏松	
病理性骨折（尤其椎骨和肋骨）	

图3.3 库欣综合征的临床特征
粗体字部分对于区分库欣综合征与单纯肥胖症和多毛症有十分重要的价值（With permission from Kumar P, Clark M（eds）2005 Kumar and Clark Clinical medicine, 6th edn. WB Saunders, Edinburgh.）

- 放射性碘治疗
- 肿瘤浸润
- 外周对甲状腺激素抵抗
- 继发性垂体功能减退

甲状腺功能减退症患者可能会出现一些类似抑郁症、躁狂症和精神分裂症的症状（黏液性水肿癫狂）。临床特征详见图3.4。注意这些特征不会在儿童和年轻女性中出现。前者经常会出现生长缓慢以及完成学业困难；青春期发育受阻。

年轻未孕、未生育女性存有以下情况时需排除这种疾病：

- 月经减少
- 闭经
- 月经过多
- 不孕症
- 高泌乳素血症（例如明显的泌乳症状）

还要注意老年甲状腺功能减退症患者临床上仍很难被发现，因为有一些患者与发生于正常老化的很相似。

甲状腺功能亢进症

也是一种很常见的内分泌疾病（尤其是女性），病因包括：

- 弥漫性甲状腺肿
- 单纯中毒性腺瘤/结节（毒性甲状腺腺瘤）
- 毒性多结节甲状腺肿
- 德奎尔万甲状腺炎

症状

疲劳/全身乏力
体重增加
食欲缺乏
怕冷
记忆力减退
外表改变
抑郁
性欲减退
甲状腺肿
眼睑水肿
头发干燥易损、不好梳理
皮肤干燥、粗糙
关节痛
肌痛
肌肉软弱无力/僵硬
便秘
月经过多或月经减少
精神病症状
昏迷
耳聋

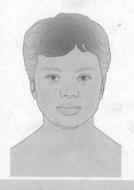

通常相关的病史能提示可能存在其他自身免疫疾病的症状

体征

脑力迟钝
精神病症状/痴呆
共济失调
运动不能
耳聋

"桃子冰激凌"肤色
头发干枯、稀疏
眉毛脱落

高血压
低体温
心脏衰竭
心动过缓
心包积液

末梢冰冷
腕管综合征
水肿

眼周水肿
声音深沉
(甲状腺肿)

皮肤干燥
轻度肥胖

肌强直
肌肉肥大
近端肌病
反射迟钝

贫血

图3.4 甲状腺功能减退症的临床特征
粗体部分为具有重要判别价值的体征（With permission from Kumar P, Clark M（eds）2005 Kumar and Clark Clinical medicine, 6th edn. WB Saunders, Edinburgh.）

- 产后甲状腺炎
- 人为甲状腺毒症
- 外源性碘
- 药物——胺碘酮
- 转移分化型甲状腺癌
- 促甲状腺激素——分泌型肿瘤
- 人绒毛膜促性腺激素——分泌型肿瘤
- 卵巢畸胎瘤

甲状腺功能亢进症患者可能会出现一些类似于心境障碍、惊恐发作、广泛性焦虑症以及儿童注意缺乏、注意力不集中等过度反应症的症状（例如活动过度这种异常行为）。主要临床特征详见图 3.5。注意儿童患者不会出现这些特征，他（她）们的疾病被过度发育或者行为异常掩盖。

治疗

首先实施相关调查。良好的治疗护理是必需的，最好是选择一个单独的安静的房间，确保适当的水、电解质平衡。向患者解释清楚情况，正确鼓励患者，允许他知道作息时间、看电视以及接受来访者。在晚间应使用暗一点的灯光。

如果患者表现十分激越、焦虑或者恐惧，可以口服或肌内注射氟哌啶醇；如果有肝损害，可以使用地西泮。同时可以晚间使用地西泮以起到催眠的作用。

症状

体重减轻
食欲增加
易激惹/行为改变
坐立不安
全身乏力
僵硬
肌肉虚弱无力
震颤
舞蹈样手足徐动症
呼吸急促
心悸
怕热
瘙痒
口渴
呕吐
腹泻
眼部主诉*
甲状腺肿
月经减少
性欲丧失
男性乳房发育
甲剥离
高身材（儿童）
出汗

*仅见于突眼性甲状腺肿

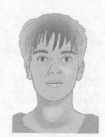

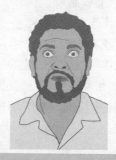

体征

震颤	结膜水肿
运动过度	眼肌麻痹
易激惹	眼眶周围水肿
精神病症状	**甲状腺肿，杂音**
	体重减轻
心动过速或者心房颤动	
洪脉	近端肌病
末梢血管舒张	近端肌肉消耗
收缩期高血压	甲剥离
心力衰竭	手掌红斑
眼球突出*	Graves 皮肤病
睑后退和"凝视"	甲状腺杵状指
	胫前黏液性水肿

*仅见于突眼性甲状腺肿

图 3.5 甲状腺功能亢进症的临床特征

粗体字部分为具有重要判别价值的体征（With permission from Kumar P, Clark M (eds) 2005 Kumar and Clark Clinical medicine，6th edn. WB Saunders，Edinburgh.）

预后

预后取决于潜在的因素。

. . . .

痴呆

痴呆以广泛的高级皮质功能的心理功能紊乱为特征，不伴有意识障碍。

临床特征

高级皮质功能损害

对新信息的识记、保存和再认均受损，近期记忆比远期记忆受损早。思维迟钝、注意力不集中以及判断能力受损导致患者自知力缺失。偏执性思维和牵连观念有可能会发展成妄想。时间定向障碍的出现要早于地点和人物定向障碍。理解力、学习能力以及计算力也同样会下降。语言功能缺损导致找词困难、形象性思维和持续言语。

情绪控制受损

可能会出现焦虑、情绪不稳和抑郁。

社会行为受损

动机缺乏。

流行病学

痴呆的发病率随年龄的增长而增加，60 岁时的发病率为 1%，到 85 岁时接近 40%。

病因学

以下几种类型占所有痴呆病例的 90%：

- 阿尔茨海默病
- 弥漫性路易体痴呆
- 额颞叶痴呆
- 血管性痴呆

对于这些类型的痴呆只作简短的描述。

阿尔茨海默病

65 岁以上患者中最常见的是这种类型。这种疾病与 β-淀粉样前蛋白（APP）、β-淀粉样蛋白（Abeta）的 39～43 氨基酸片段在大脑实质内蓄积形成损害有关。组织学观察到的神经元纤维缠结和神经炎性斑块的数量反映认知损害的程度。阿尔茨海默病常见于女性，有以下疾病家族史的常见：

- 阿尔茨海默病
- 唐氏综合征
- 淋巴瘤

阿尔茨海默病患者经常出现记忆丧失，并且呈进行性恶化。在早老性痴呆患者中（发病年龄低于 65 岁），症状经常会出现快速进展，伴随高级皮质功能显著多重的损害；疾病早期患者即出现失语症、失写症、失读症以及失用症。至目前为止，还不能改变基础的病理生理学。下列药物对该病有效：

- 多奈哌齐——一种可逆性的乙酰胆碱酯酶抑制剂

- 加兰他敏——一种可逆性的乙酰胆碱酯酶抑制剂和烟碱受体激动剂
- 美金刚——一种 NMDA 受体拮抗剂
- 卡巴拉汀——一种可逆性乙酰胆碱酯酶非竞争性抑制剂

英国 NICE（国家临床评价鉴定机构）提出了如下的建议（2006 年）：多奈哌齐、加兰他敏和卡巴他汀可用于治疗轻度和中度阿尔茨海默病患者；而美金刚可用于治疗中、重度到重度阿尔茨海默病患者：

- 在下列情况下，只推荐选择多奈哌齐、加兰他敏和卡巴他汀这三种乙酰胆碱酯酶抑制剂治疗中度阿尔茨海默病（如 MMSE 总分在 10 分～20 分的患者）
- 只有治疗痴呆的专家（例如精神病学家，包括专攻学习能力低下的专家、神经病学家以及专职老年内科医师）开始治疗患者时才可以使用这些药物。关于患者的基线情况应参考 Carers 的观点
- 持续使用药物的患者应每 6 个月复测 MMSE 评分，并接受全面的功能和行为评估。关于患者的随访情况应参考 Carers 的观点。只有患者 MMSE 评分持续在 10 分或高于 10 分，并且全面的功能和行为状况保持在一定水平时才应该持续服药，这时药物才有效。任何评估（包括 MMSE 量表评估）都应该由专业团队实施，除非有地方同意的共管协议
- 当决定处方乙酰胆碱酯酶抑制剂时，推荐起始药物治疗用最低的花费（一旦实行共管，必须要考虑每

日必需的剂量和每片药物的价格）。然而，当考虑到不良事件、为达到预期疗效、躯体共病、可能的药物相互作用和剂量调整等问题时，也可考虑换用另外的乙酰胆碱酯酶抑制剂

- 除一部分严格设计的临床研究外，不推荐美金刚用于治疗中、重度到重度阿尔茨海默病
- 当前接受多奈哌齐、加兰他敏和卡巴他汀治疗的轻度阿尔茨海默病患者以及当前接受美金刚治疗的中、重度到重度患者，无论是作为常规治疗或者是临床试验的一部分，在他们的专业医生认为治疗可以停止之前都应该持续接受治疗（包括临床试验得出结论后）

注意，第 1 章具体介绍了 MMSE。同时还要注意，美金刚这种谷氨酸调节药物能阻止兴奋性中毒以及细胞坏死（维持谷氨酸释放过程中流入多余的钙离子间接导致的），是唯一一个被欧洲、美国和加拿大管理机构批准的用于治疗中度到重度阿尔茨海默病的药物。

路易体痴呆

1995 年召开的第一届路易体痴呆国际工作小组会议上提出了"路易体痴呆"这一专用术语（1923 年由 Friendrich Lewytichu 描述，他发现震颤麻痹患者中的大部分有小半鞘翅和神经纤维缠结）。它包括几种不同类型的痴呆，例如：

- 弥漫性路易体病
- 路易体型老年性痴呆

- 阿尔茨海默病路易体变异

路易体痴呆是神经变性病引起痴呆的第二种常见类型。临床特征包括：

- 认知功能波动性损害
- 自发的帕金森样症状
- 反复出现的幻视
- 对抗精神病药（神经阻滞剂）过敏

应避免使用抗精神病药治疗这种患者，因为不良反应的发生率很高（接近 60%），并且会有威胁生命的反应。

额颞叶痴呆

额颞叶痴呆是一种临床痴呆综合征，特征为患者行为发生改变，包括性格改变，如个人和社会行为的改变，由额颞叶病变引起，不同于阿尔茨海默病。这些改变包括：

- 脱抑制
- 注意力不集中
- 刻板行为
- 反社会行为
- 言语减少

这种患者会出现短暂性的心境障碍和精神病性症状，标志着认知和行为开始衰退。空间技能尚保持。疾病晚期公认的特点包括：

- 情感淡漠
- 退缩
- 运动不能
- 缄默

- 僵直
- 额叶释放征

这个术语涵盖了颞叶和额叶两种病变（额叶型表现为性格和行为的隐匿性改变，神经心理学证据为不对称的额叶功能异常）。这种疾病有许多家系描述，遗传特性为常染色体显性遗传。它是异源性遗传，可识别的基因位点位于17号和3号染色体。至少有以下3种公认的组织学实体：

- Pick病
- 非特异性额颞叶退化
- 与运动神经元病有关的额叶异常

Pick病常见于女性，发病高峰介于50~60岁。组织学上脑回呈"刀切样"萎缩，并有Pick小体。

血管性（多发性梗死）痴呆

这种缺血性疾病由多发性脑梗死引起，梗死的范围与认知功能的损害程度有关。这种疾病与慢性高血压和动脉硬化有关，常见于男性。通常急性起病，可能与脑血管意外有关，病情逐步恶化，可发现局灶性神经系统体征。

亨廷顿病（舞蹈症）

这种常染色体显性遗传病是由第4对染色体短臂上的异常基因所致，是由于CAG序列重复复制数量增加（导致其蛋白质的表达长于普通谷氨酰胺多聚体，即Huntingtin）引起的。纹状体尤其是尾状核和大脑皮质（尤其是前额叶）有显著的萎缩。纹状体中的 γ-氨基丁酸

（GABA）神经元受到显著影响。男女患者比例相当，平均起病年龄在 35～44 岁。早期以面部、手、肩膀或者步态不随意舞蹈样动作隐匿起病，逐渐发生痴呆。通常起病15 年内会死亡。

克-雅病

克-雅病（CJD）是一种罕见的进行性痴呆，由朊蛋白感染传播，大脑皮质呈海绵样外观（海绵状态）。脊髓长下行束也会出现这种变性。男女患病比例相当，可能有一段很多年的长潜伏期。感染可以通过外科标本、尸体准备（例如角膜移植）以及人类脑垂体（制造用于临床的人类生长激素）传播。1995 年，英国出现了一种新的 CJD 变异体（nvCJD），已经证实这种变异体与疯牛病 BSE（牛海绵体脑病）相关的神经病理有关，可能经过血液传播而来。注意，这种"疯牛病"与 nvCJD 之间的病因联系仍然存在争议。临床特征由受累最多的大脑区域所决定。nvCJD 疾病早期通常是神经精神性的，之后出现共济失调和痴呆（伴随肌阵挛或者舞蹈症）。脑电图显示出特异性的三相波形。患者通常 2 年内死亡。

正常压力（潜隐性）脑积水

这是一种原发性脑积水，多数时间脑脊液压力正常。梗阻性和交通性两者都有，由蛛网膜下腔闭塞引起。70～80 岁为好发年龄。患者可出现不同程度的认知损害和运动缓慢。其他特征包括步态不稳、尿失禁和眼球震颤。治疗通常采用脑室腹膜分流术。

特殊心理功能障碍的病因

遗忘（科萨科夫）综合征

是一种与近期和远期记忆显著损害有关的综合征，患者保持即刻回忆，无广泛性认知损害可出现逆行性遗忘（不能回忆病前的事件）以及顺行性遗忘（病后的事件无法回忆）。

病因

硫胺素缺乏（由于酒精滥用、吸收不良、剧吐或饥饿）、重金属或一氧化碳中毒、头部损伤、第三脑室或海马结构肿瘤、两侧海马损伤、蛛网膜下腔出血、感染（单纯疱疹病毒或结核性脑膜炎）、癫痫、缺氧和阿尔茨海默病均可引起。由硫胺素缺乏引起酒精性持续的遗忘障碍特别称为科萨科夫综合征，通常由 Wernicke 脑病发展而来。（见92页）

病理

典型的是以下一个或两个系统受累：

- 下丘脑-间脑系统
- 两侧海马区

临床特征

这种进行性遗忘症与学习能力和时间定向力受损有关。如果能改善潜在的病理基础，则能减轻逆行性遗忘的程度。虚构症是一个常见特征。其他认知功能往往正常，比如感知觉。

病程和预后

这里指那些原发性病理改变。注意，硫胺素治疗可以收到显著疗效。情况变得不可逆转时仍应持续使用硫胺素。

局部大脑病变

大脑皮质主要功能定位见图 3.6。

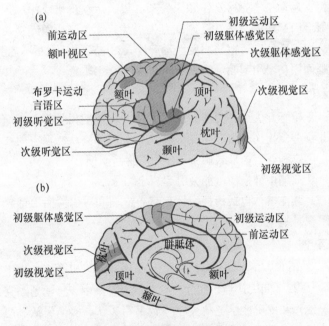

图 3.6 大脑皮质主要功能定位

（a）外侧面 （b）内侧面 （With permission from Puri BK,
Laking PJ, Treasaden IH 2002 Textbook of psychiatry.
Churchill Livingstone, Edinburgh.）

额叶

前额叶损伤与人格改变有关，包括脱抑制、社交和伦理控制减少、性行为草率、判断错误、情绪高涨、缺乏对周围事物的关心和易激惹。额叶损伤与持续言语、使用行为和重复言语有关。其他典型特征包括注意力、集中力和主动性受损。当然，患者也可能会出现精神运动性活动减慢、运动型杰克逊发作和尿失禁。累及运动皮质或深部投射会引起对侧痉挛性轻瘫或者失语症。优势侧后额叶损伤会引起面瘫和舌瘫、原发性运动性失语或运动性书写不能。眶面损伤会引起嗅觉丧失和同侧视神经萎缩。

颞叶

感觉性失语、失读和失写与颞叶优势侧损伤有关，而非优势侧损伤会引起半侧肢体失认、面部失认、视空间技能困难和非言语形式刺激的学习和保持受损。

双侧中部损伤可能会引起遗忘综合征。

其他特征包括精神病性症状、癫痫和对侧同向上部象限视野缺损。

顶叶

顶叶损伤的特点包括视空间技能困难（如结构性失用症）、视空间失认症、图式失认、视力不集中、感觉型杰克逊发作和皮质性感觉缺失（导致书写失认、实体失认、两点辨别觉受损和感觉缺失）。优势侧受损会引起失写症、失读症、运动性失用症、Gerstmann 综合征（计算不能、失写症、手指失认症和左右失认）、双侧触觉失认和视觉性失认。非优势区域受损会引起病感失认、半侧肢体失认、穿衣失用和面容失认。

枕叶

枕叶损伤可能会出现对侧同向偏盲、盲点和综合失认。双侧受损与皮质盲有关。

优势侧受损会引起失读症，但不伴有失写症；色觉失认和视觉物体失认。视觉空间失认、面容失认、视物变形症（图像歪曲）和复杂的幻视通常与非优势侧受损有关。

胼胝体

胼胝体受损可能会出现急性严重的智能损害。如果左半球是优势侧，胼胝体受损会出现对言语命令的运动不能和左手实体失认。

间脑和脑干

正中线受损会引起遗忘综合征、睡眠过度、运动不能性缄默、智能损害、痴呆、人格改变和颅内压升高的特征。

视交叉受压会导致视野缺损。

丘脑受损会引起对疼痛刺激的痛觉减退和类似于顶叶综合征的感觉障碍。

下丘脑受损会引起多饮、多尿、体温升高、肥胖、闭经或者阳痿以及性发育进度改变。

脑垂体受损会引起内分泌疾病。

脑干损伤会引起脑神经麻痹和长束运动及感觉功能障碍。

其他器质性精神障碍

器质性幻觉症

是指在意识清晰情况下发生的持续或者反复出现幻觉的障碍，通常为视幻觉或听幻觉，没有明显智能下降（ICD-10）。病因包括精神活性物质使用、中毒、颅内病因（例如肿瘤、头部损伤、偏头痛、感染和癫痫）、感觉缺失、甲状腺功能减退和亨廷顿病。

器质性紧张症

一种与紧张性症状有关的精神运动活动减少（木僵）或增多（兴奋）的障碍。精神运动紊乱的两个极端状态可以交替出现（ICD-10）。病因包括脑炎和一氧化碳中毒。

器质性妄想性或精神分裂症样障碍

一种主要临床症状为持续或反复出现妄想的障碍，伴有或者不伴有幻觉（ICD-10）。病因包括精神活性物质使用、颅内病因（如肿瘤、颞叶复杂部分性发作）和亨廷顿病。

器质性心境障碍

病因包括精神活性物质使用、药物治疗（如皮质激素、左旋多巴、可乐定、甲基多巴、利血平、雌二醇和氯米芬）、内分泌疾病（如甲状腺功能减退症、甲状腺功能亢进症、Addison病、库欣综合征、低血糖、甲状旁腺功能亢进症和甲状旁腺功能减退症）、恶性贫血、系统性红斑狼疮（SLE）、肿瘤、感染、帕金森病和头部损伤。

器质性焦虑障碍

病因包括甲状腺功能亢进症、嗜铬细胞瘤和低血糖。

器质性人格障碍

病因包括头部损伤、脑瘤、脑脓肿、蛛网膜下腔出血、神经性梅毒、癫痫、亨廷顿病、肝豆状核变性（Wilson病）、药物治疗（如皮质激素）、精神活性物质使用和内分泌疾病。

∙∙∙

其他神经精神障碍

包括系统性红斑狼疮、脑动脉综合征、脑血管意外、蛛网膜下腔出血、神经梅毒、病毒性脑炎、慢性疲劳综合征（肌痛性脑脊髓炎，ME）、脑脓肿、获得性免疫缺陷综合征（AIDS）、艾滋病相关复合症（ARC）、头部损伤、punch-drunk 综合征（外伤后痴呆）、多发性硬化、肝豆状核变性（Wilson 病）、急性卟啉病、帕金森病、脑瘤和癫痫。

（郑琳译，王丽萍校）

······································

定义

这些定义以 WHO 的介绍以及 ICD-10 为基础。

急性中毒

一种使用精神活性物质以后出现的短暂状态，引起患者生理、心理或者行为功能的改变和反应。

依赖综合征

精神活性物质的使用较其他曾经更重要的行为有更高的优先权。患者有强烈的不可抗拒的渴求，希望持续或者定期使用这些物质，出现或不出现耐受。

有害性使用

一种对躯体和精神健康有害的精神活性物质使用的方式。

躯体依赖

停止使用精神活性物质时机体出现一种适应不良的状态，表现为强烈的躯体紊乱。患者有强烈的渴求得到物质以避免出现戒断状态的躯体症状。

心理依赖

一旦一种精神活性物质产生了满足感和心理动力，需要定期或持续使用该物质以产生快乐或避免出现由它的缺乏引起的心理不适。

耐受

某种精神活性物质经反复使用后，对中枢神经系统产生的效果较预期的减弱，因此为了达到同样的效果要增加使用剂量。

戒断状态

某种精神活性物质重复使用后完全戒断或部分戒断后引起躯体和心理症状，可能并发谵妄或抽搐等。

酒精问题

饮料的酒精浓度以"标准强度"表示，在美国 1°标准强度是指 0.5％（体积/体积）浓度。在英国 1°标准强度是指 0.5715％（体积/体积）浓度。

1 酒精单位为 8~10 g 酒精（图 4.1）。

酒精问题的类型

过度饮酒

皇家医学院将男性每周累积饮酒 21 单位以及非妊娠期女性每周累积饮酒 14 单位定义为**低风险水平**。不是一次完全饮尽这个量，也不是每天都将酒饮尽，才适合用这个标准。大量饮酒称为过度饮酒，会有较高的风险发展为酒精相关疾病以及酒精依赖。

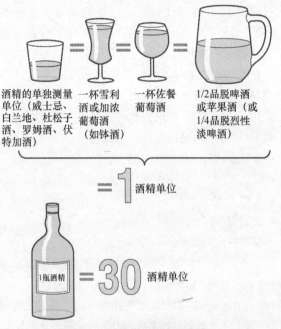

酒精的单独测量单位（威士忌、白兰地、杜松子酒、罗姆酒、伏特加酒）

一杯雪利酒或加浓葡萄酒（如钵酒）

一杯佐餐葡萄酒

1/2品脱啤酒或苹果酒（或1/4品脱烈性淡啤酒）

= **1**酒精单位

1瓶酒精 = **30** 酒精单位

图 4.1　酒精饮料和酒精单位

（With permission from Puri BK，Laking PJ，Treasaden IH 2002 Textbook of psychiatry. Churchill Livingstone，Edinburgh.）

酒精相关疾病

躯体并发症　过度饮酒会引起胃肠道疾病、营养不良、肝损害、胰腺炎、高血压、心律失常、缺铁性贫血、巨红细胞症、叶酸缺乏、神经和肌肉疾病、意外伤害和创伤、感染概率增加（例如结核病），易患咽癌、食管癌、胰腺癌、肝癌和肺癌。孕妇饮酒会引起胎儿酒精综合征。

精神并发症　包括抑郁心境、自杀、人格改变、短期遗忘症（黑矇）、酒精性幻觉症（意识清晰状态下出现幻听）、性心理障碍、妄想性（病理性）嫉妒、朦胧状态、赌博、使用其他精神活性物质、遗忘综合征、痴呆和戒断综合征，比如震颤谵妄和戒断性痉挛发作。

酒精所致的遗忘综合征经常于 **Wernicke 脑病**之前出现，是由于维生素 B_1 缺乏引起的，早期通过戒酒和大剂量维生素 B_1 治疗病情可以改善。特征包括：

- 眼肌麻痹
- 眼肌震颤
- 共济失调
- 意识混浊
- 周围神经病变

社会并发症　包括人际关系、婚姻和家庭的破坏（由于心境改变、人格衰退、言语虐待、身体暴力、性心理障碍、妄想性嫉妒、赌博和使用违禁药品）、工作能力差、犯罪（例如纵火罪、性犯罪和杀人）和意外事故以及外伤（例如交通事故）。

问题饮酒

是指慢性重度饮酒引起酒精相关疾病而发生的问题。

酒精依赖

酒精依赖综合征的症状如下：

- 饮酒第一胜过其他一切活动
- 强迫性饮酒的主观意识，但无法控制饮酒量
- 使用饮酒方式变少
- 对酒精的耐受增加
- 戒断症状反复出现

- 为了缓解或避免出现戒断症状而更多地饮酒
- 戒酒后重新恢复饮酒

流行病学

酒精消耗指数

有效指数是指肝硬化死亡率（图4.2）、醉酒后犯法行

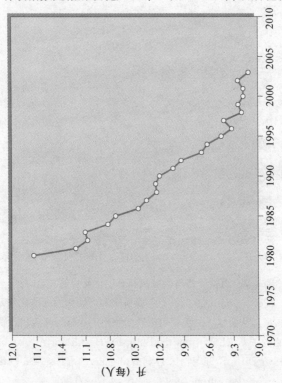

图4.2 酒精消耗与因肝病和肝硬化死亡的关系
（a）1980—2003年欧洲酒精消耗，人均升数

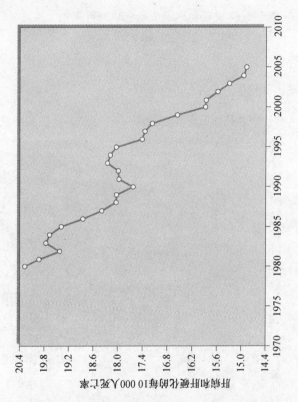

图 4.2 酒精消耗与因肝病和肝硬化死亡的关系（续）

（b）1980—2005 年欧洲所有年龄肝病和肝硬化的标准化千万人
死亡率。从两幅图的关系可以看出酒精消耗与因肝病和肝硬化
死亡的关系（Data from the European Health For All database
（HFA-DB）of the World Health Organization Regional Office
for Europe，www. euro. who. int/hfadb.）

为（包括酒后驾驶行为）、因酒精滥用到精神病院住院治疗和调查所得的所有数字。

性别

男性重度饮酒的发病率和终身患病率较高。

年龄

西方国家重度饮酒最高发于青少年和二十几岁早期。

职业

高风险职业见图 4.3。

病因学

个体因素

包括某种职业的人群对酒精饮料的需要、应激性工作、遗传因素、人格、广告压力、同龄群体的压力和下列精神障碍因素：

- 抑郁和居丧
- 焦虑障碍
- 恐怖障碍
- 精神分裂症（例如无家的、离群的情感平淡患者）
- （轻度）躁狂症

社会因素

文化因素和经济因素（酒的价格降低与其消费增长有关）。

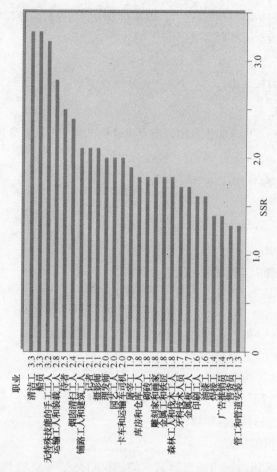

职业

清洁工 3.3
船员 3.3
无特殊技能的手工工人 3.2
运输工人和装卸工人 2.8
待者 2.5
烟囱清扫工人 2.4
铺砌工人和建筑工人 2.1
记者 2.1
摄影师 2.1
理发师 2.0
园艺工 2.0
卡车和运输车司机 2.0
库房和仓库 1.9
顾客 1.8
雕刻家和画家 1.8
砌瓦工 1.8
金属工和铁匠 1.8
森林工人和技术人员 1.7
牙科技术人员 1.6
金印刷工 1.6
油漆工 1.6
焊接工 1.4
广告推销员 1.4
零售员 1.3
管工和管道安装工 1.3

图4.3 职业与酒精中毒相关诊断（男性）风险增加的标准化风险比（SRR）

(Data from Hemmingsson T, Lundberg I, Romelsjö A, Alfredsson L 1997 Alcoholism in social classes and occupations in Sweden. International Journal of Epidemiology 26：584-91.)

评估

病史

重点寻找下列证据：工作困难（例如缺勤和频繁更换工作）、高风险职业、性心理和人际关系困难、反复发生的意外事故、戒断症状、酒精问题的家族史与司法史（例如酒后驾驶的违法行为）。

饮酒史应包括饮酒形式和每周平均消耗多少酒精单位。

可以使用 CAGE 问卷调查：

- 你曾经认为应该减少（Cut down）饮酒量吗？
- 曾经有人因为批评你饮酒而惹恼（Annoyed）你吗？
- 你曾经对自己的饮酒行为感到内疚（Guilty）吗？
- 你是否为了稳定你的情绪或消除宿醉，早晨醒后第一件事就是饮酒［喝醒眼酒的人（Eye-opener）］？

有 2 个或以上问题回答阳性提示有问题饮酒。

精神状态检查

寻找与长期重度饮酒有关的精神病理学证据。

体格检查

找出有戒断症状、肝病、意外事故和打架以及违禁药品滥用的证据。

调查

必须收集更多的信息。可以进行以下检查：

- 平均红细胞体积（MCV）
- γ-谷氨酸转肽酶（γ-GT）

- 天冬氨酸转移酶（AST）
- 血液酒精浓度（通过采血样或吹气来测量）
- 血浆尿酸浓度

治疗

如果需要住院治疗，应签署一份合同，患者同意住院期间不再饮用任何含酒精的饮品（例如饮料、剃须后洗剂、香料）。

治疗目标是完全性戒酒。

戒断症状

住院治疗是更好的选择，给予患者支持和解释，在安静的房间中进行看护，补水、纠正电解质失衡（如果有低血糖，口服或者肠道外补充葡萄糖时要**缓慢**，同时要给予**大量维生素 B_1 治疗**，以防止出现维生素 B_1 缺乏引起的 Wernicke 脑病），肌内注射复合维生素 B 和维生素 C（注意观察罕见的过敏反应），逐渐减少使用苯二氮䓬类药物（例如地西泮和氯氮䓬）或氯美噻唑。注意苯二氮䓬类和氯美噻唑均有潜在的成瘾性，因此如果患者有继续饮酒的可能则不要处方（尤其是门诊患者）。

戒断性痉挛发作

静脉或直肠给予地西泮治疗。

震颤谵妄

治疗震颤谵妄同一般性谵妄。

Wernicke 脑病

本病早期戒酒和维生素 B_1 肠道外给药有效。

酒精性幻觉症

使用吩噻嗪类抗精神病药物治疗。但是要注意药物降低癫痫发作阈值，因此增加了戒断性痉挛发作的风险。

问题饮酒的长期预防

应该坚持写饮酒日记。心理治疗包括个体治疗、支持治疗、小组治疗和行为疗法。酒精依赖互戒协会是有益的，还有康复招待所和群体家庭康复。

可以使用双硫仑进行预防性辅助治疗。这种药物在摄入少量酒精（包括含有酒精的化妆品、漱口剂和口服药）后会使体内的乙醛蓄积，因此会引起全身性不适反应，这些反应包括：

- 面红
- 搏动性头痛
- 心悸
- 心动过速
- 恶心
- 呕吐

预防性服用双硫仑患者大量饮酒后会导致：

- 心律失常
- 低血压
- 虚脱

使用阿坎酸（规律服用，通常每日 3 次）结合心理咨询有助于维持戒酒。酒精戒断期（就是说已经完成戒酒）应尽早开始这种治疗，患者复发后应维持治疗。如果存有持续的酒精滥用，这种疗法则无济于事。推荐治疗期 1 年。

预后

良好的预后因素包括自知力良好、信念坚定、社会和家庭支持良好。情绪激动、人际冲突和社会压力会引起复发。

其他精神活性物质

如果怀疑患者有精神活性物质滥用,则要对其进行药物筛查。例如可进行尿液药物筛查,如可用一步定性免疫测定以发现酒精、阿片类、美沙酮、大麻酚类、可卡因、巴比妥酸盐类、苯丙胺类和苯环利定。

阿片类

规律使用会引起耐受以及躯体依赖和心理依赖。

类型

包括从罂粟中分离出的天然阿片〔例如吗啡、海洛因(二醋吗啡)〕、人造阿片(例如美沙酮、羟考酮)以及人造阿片激动剂和拮抗剂的混合物(例如丁丙诺啡、喷他佐辛)。

通俗术语

海洛因的俗名包括:

防冻剂、大 H、黑色、黑龙、黑女孩、男孩、棕色警察、棕色、红糖、杰克船长(Captain Jack)——与拍击(smack)(见下面)是同韵词、chang、奶酪、中国白、中国摇滚、咖啡、狗食、吸毒者、龙、注射毒品、齿轮、幽灵、金色、金棕色、货、H、H 22、H-炸弹、头发、假发、锤子、Harry、英雄、苍鹭、舞会、马、杰克鲍尔——来自 24 小时电视连续节目、垃圾、H 女士、上流先生、胡椒粉、雨、粪便、拍击——这个术语可能是由静脉注射滥用的人试图找静脉时拍击胳膊而派生出来、猛然、雪、焦油、白母狗、白女孩、白老虎。

使用方式

海洛因通常通过静脉给药。

作用

阿片类物质产生的精神作用包括欣快、痛觉缺失和性欲减退。静脉注射海洛因会引起强大、短暂、愉快的"活跃"(rush)感，慢性阿片类物质依赖的临床特征包括：

- 针尖样瞳孔
- 全身乏力
- 静脉穿刺点感染
- 震颤
- 勃起功能障碍
- 便秘

戒断症状（"冷火鸡"）

这些症状包括对药物的强烈渴求、恶心和呕吐、肌肉酸痛和关节疼痛、流泪和流鼻涕、瞳孔扩大、竖毛、出汗、腹泻、打呵欠、体温改变、坐立不安和失眠、心率加快以及腹痛。

治疗

使用氯美噻唑、苯二氮䓬，或海洛因依赖者以美沙酮治疗。

大麻酚类

大麻酚类不会引起躯体依赖，但会导致显著的心理依赖。

类型

植物大麻（例如印度大麻和哈希什）和人工合成类似物中可提取出四氢大麻酚。

通俗术语

大麻的俗名包括：坏人、烘烤、印度大麻——一种味道很淡的形式、垃圾箱、生日蛋糕、黑色、博普舞的希望（bop hope）——与吸毒者（dope）是同韵词、炸弹、被炸、轰炸机、面包、害怕、棕色、CDs、树脂大麻（charas）、巧克力、流浪汉、吸毒者、ganja、ghanja——由开放的花尖、叶子和叶柄制成的制剂、齿轮、草、哈希、哈希什、隐藏物、亨利——源自亨利 Ⅷ（指 1/8 盎司）、土生土长、KGB——可能源于"绿芽杀手"（killer green bud）、叶子、北美大麻、大麻干叶和花、莫菲、O——可能是盎司的缩写、废话、Q——1/4 盎司（1 盎司≈0.028 千克）、大便、烟、偷窃狗、野草、yeska、阻特。

使用方式

吸入（大麻烟卷）和口服。

作用

大麻酚类产生的精神作用包括欣快、焦虑、多疑（可发展成被害妄想）、感觉时间变慢、判断力受损和社会性退缩。大剂量使用可以引起人格解体、现实解体和幻觉。临床特征包括：

- 结膜感染
- 口干和咳嗽
- 心动过速
- 食欲增加，尤其喜欢垃圾食品

可卡因

可卡因可引起心理依赖。

类型和使用方式

盐酸可卡因粉经鼻吸入或者溶解后静脉注射；古柯叶可以咀嚼；古柯膏是吸入；克拉克可卡因可以吸入（释放的蒸气）。克拉克可卡因是利用一种试剂［比如碳酸氢钠（小苏打）］由盐酸可卡因萃取而来的一种可卡因生物碱形式，中度加热（毁坏盐酸可卡因）会变成一种气体形式。因此克拉克可卡因可以很容易通过加热吸入蒸气这种方式自我给药。此外，克拉克强效的精神活性作用可以迅速起效，引起快速而强烈的心理依赖。

通俗术语

可卡因的俗名包括：

大C、吹、C、蛋糕、糖果、蠢货、焦炭、粉、炸药、薄片、女孩、金粉、快乐粉、快乐足迹、淑女、伊甸园、拍击、大笑、雪、快速丸——可卡因和海洛因合剂。

精制可卡因的通俗名称包括：

碱、克拉克、游离碱、摇滚。

作用

可卡因产生的精神作用包括欣快、夸大、激越、判断力受损以及幻视和幻触（蚁走感——"可卡因虫"）。大剂量使用会引起关系妄想、性欲增强和妄想性障碍以及躯体变化，如心动过速、瞳孔扩大、血压升高、出汗、恶心、呕吐。

戒断症状

发生一种反弹的"崩溃感"（crash），以烦躁不安为特征，对可卡因的渴求、焦虑、易激惹和疲劳。规律使用后突然停药会引起谵妄、妄想性思维和自杀观念。

苯丙胺及其相关物质

这些物质会引起心理依赖。

使用方式

非法使用者通过口服或为了获得更强烈的"活跃感"（rush）而静脉注射苯丙胺（例如硫酸右苯丙胺）及其相关的中枢神经兴奋剂（例如芬氟拉明和右芬氟拉明）。去氧麻黄碱（"速度"）也可以经鼻吸入。

通俗术语

苯丙胺及其相关药物的俗名包括：

A、药丸、十足摇滚、怪人、晶体、dexies——特指右苯丙胺、冰、爱药、爱丸、M、活力丸、摇滚、速度——特指去氧麻黄碱、高昂、兴奋剂、聪明人。

作用

这些物质产生的精神作用包括欣快、身体健康感、精力和动力增强、睡眠需求减少。对躯体的影响包括心动过速、瞳孔扩大和血压升高。大剂量使用尤其是长期使用时会引起夸大、警觉过度、激越、判断力受损、错觉、幻觉［幻触（蚁走感）、幻听、幻视］、妄想性障碍和分裂样精神病（通常停药后会减轻，但是有可能发展为精神分裂症）。

戒断症状

谵妄、烦躁情绪（抑郁、易激惹和焦虑）、疲劳、失眠或者睡眠过多以及激越。

致幻剂

致幻剂可引起心理依赖。

类型

致幻剂包括与5-羟色胺有关的物质［如麦角酸二乙基酰胺（LSD）、赛洛西宾——来自致幻蘑菇菌、N,N-二甲色胺（DMT）］、与儿茶酚胺有关的物质（如仙人球毒碱）、苯环利定（PCP）和与芳香基环己胺类有关的物质（如氯胺酮）和二亚甲基双氧安非他明（MDMA）。

通俗术语

LSD 的俗名包括：

酸、酸片、日晒酸、爱丽丝——来源于爱丽丝在仙境、吸墨纸上的酸或吸墨纸、脑袋、小粒、DLS——LSD字母顺序的颠倒、幽灵、L、薰衣草、露西在钻石般的天空——来源于一首由初始用过 LSD 的约翰列侬演唱的披头士合唱团 *Sergeant pepper* 唱片集的歌曲、魔幻入场券、微粒、紫色烟雾、花水（rips）——很可能是 trips 的缩短形式、糖块、Syd、Sid、悉尼叔叔、旅程。

仙人球毒碱的俗名包括：

按钮、仙人球、灰尘、M、麦斯卡、培约他、小精灵条

赛洛西宾的俗名包括：

苄（benzies）、盖子、烟火、有趣的格斯（fun Gus）——来源于真菌（fungus）、有趣的小伙子、真菌、魔幻蘑菇、垃圾、浓粥、菇、小菇、癞蛤蟆、黄色苯汀。

苯环利定（PCP）的俗名包括：

天使、天使粉、粉、魔幻粉、暴风、肥猪、冰、多汁的——专指混合了印度大麻的、爱船、PCP、和平丸、糖、怪人。

氯胺酮的俗名包括：

猫镇静剂、马镇静剂——使用了氯胺酮后像兽医使用的麻醉剂、K、keezy、KFC——在大街上连锁炸鸡店用餐后、猫咪、专用 K——吃了早餐麦片粥后、为他命、维生素 K。

MDMA 的俗名包括：

亚当、豆粒、鸽子、E、eccies、销魂药、挑唆摇摆、精华、ex、杰克与少女——伦敦土语、爱虫、爱药、春、M、糖、药片、维生素 E、维生素 X、边锋——北爱尔兰用的术语、XTC——发"ecstasy"的音、yips 或 yokes——

爱尔兰使用的术语。

使用方式

口服。

作用

精神作用包括幻觉、感觉增强、人格解体、现实解体、错觉、联觉、焦虑、抑郁（可引起自杀）、关系妄想、判断力受损和妄想性障碍（可危及生命）。此外，使用 MDMA 可引起对其他人的亲密感。对躯体的影响包括瞳孔扩大、心动过速、心悸、出汗、视物模糊、共济失调和震颤。

致幻剂后感觉障碍（闪回）

已经停止规律使用致幻剂，但几年内仍会再体验到知觉改变，这会引起惊恐障碍、抑郁和自杀。

挥发性溶剂

长期使用会产生心理依赖。

类型和使用方式

精神活性作用的蒸气可由挥发性溶剂、黏合剂、汽油、油漆、稀料、打字机矫正液、气雾剂和一些清洁剂发出。这些物质可以直接吸入或者放在塑料袋等器皿里吸入（闻胶）。

作用

精神作用包括情感淡漠、好斗、判断力受损和欣快。中毒的躯体影响包括眩晕、眼球震颤、视物模糊、共济失调、言语不清、步态不稳、反射减弱、震颤和肌肉无力。大剂量使用会引起木僵，导致昏迷。

咖啡因

来源

在很多国家咖啡因是法定药物，常见的来源包括：

- 巧克力——一小块一般来说含 5 mg 咖啡因
- 咖啡——一杯一般含 70～150 mg 咖啡因
- 茶——一杯一般含 30～100 mg 咖啡因
- 可乐饮料——一杯含 30～50 mg 咖啡因
- 咖啡因片——一片一般含 30～100 mg 咖啡因
- 减肥药
- 减轻普通感冒和流行性感冒症状的药物

临床特征

成年人近期使用 250 mg 以上的咖啡因会出现中毒。根据 DSM-Ⅳ-TR，咖啡因中毒表现包括坐立不安、神经过敏、兴奋、失眠、面部潮红、多尿、胃肠功能紊乱、肌肉抽搐、思维和言语杂乱、心动过速或者心律失常、不知疲倦和精神运动性激越。

戒断症状

长期使用咖啡因突然停药或减少用量会出现咖啡因戒断症状。根据 DSM-Ⅳ-TR，特征表现包括头痛、疲劳或者困倦、焦虑或者抑郁、恶心或呕吐，还可以出现对含咖啡因产品强烈的渴求。

（郑琳译，王丽萍校）

第 5 章 精神分裂症、妄想性障碍和分裂情感性障碍

精神分裂症和妄想性障碍是一种与现实缺乏联系的精神障碍，以妄想、幻觉以及自知力缺失为提示性特征。分裂情感性障碍是一种介于精神分裂症和情感障碍之间的精神障碍。

精神分裂症

临床特征

特异性特征包括以下一种或更多：
- 思维改变
- 感知觉改变
- 情感迟钝或不适切
- 社会功能减退

早期认知功能通常是完整的。

Schneider 一级症状

在没有器质性病理基础上，只要出现以下这些症状中的任何一种，均提示精神分裂症，但这些症状不是特异性的。

- 幻听：大声地将患者的思想重复出来的声音；以第三人称议论患者的声音；跟踪性评论

- 思维插入
- 思维被夺
- 思维被广播
- 被动情感、冲动和行为
- 躯体被动感
- 妄想性知觉

其他 ICD-10 中的症状

这些症状也不具有特异性：

- 其他持久的妄想
- 持久的任何形式的幻觉，伴有短暂的或未充分形成的无明显感情内容的妄想
- 持久的超价观念
- 思潮断裂或无关的插入语，导致言语不连贯或语词新作
- 紧张性行为
- 阴性症状，典型地出现在慢性精神分裂症中，包括明显的情感淡漠、言语贫乏、动力缺乏、反应迟钝和情绪迟钝或不适切。常导致出现社交回避和社会功能低下（阳性症状典型地出现在急性精神分裂症中，包括妄想、幻觉和思维的干扰）
- 个人行为的某些方面发生显著而持久的总体性质的改变，表现为兴趣丧失、目的缺乏、懒散、自我关注和社交回避。

DSM-Ⅳ-TR 标准

A. 特征性症状——至少存在 2 个以上症状，且存在至

少 1 个月（如果得到有效治疗可少于 1 个月）：

- 妄想
- 幻觉
- 言语紊乱
- 明显的行为紊乱或紧张症行为
- 阴性症状（如情感淡漠、失语症或意志缺乏）

如果妄想内容是怪异的或幻觉中听到对本人行为或思想的实时评论或者一个或多个语声相互交谈，那么 A 项只需要一项症状就可以作出诊断。否则，还要满足以下的标准。

B. 社交/职业功能缺乏——成人起病者，在发病的大部分时间内，社交/职业功能的一个以上主要方面明显低于病前已达到的水平。这些方面包括：

- 工作
- 人际关系
- 自我照顾

儿童或青少年时期起病者在以下几方面不能达到预期的发展水平：

- 人际关系
- 学业
- 职业功能

C. 持续时间——疾病症状持续至少 6 个月，这 6 个月包括至少 1 个月的症状符合 A 项标准（如果得到有效治疗可少于 1 个月），并且可包括前驱期症状和残留期症状。

D. 排除分裂情感性障碍和心境障碍。

E. 排除物质相关障碍和一般躯体疾病。

F. 与广泛性发育障碍的关系——如果存在孤独症或者

其他广泛性发育障碍病史，只有当明显的妄想或幻觉持续至少1个月（如果得到有效治疗可少于1个月）时，才能做出附加精神分裂症的诊断。

分类

世界卫生组织（WHO）的分类包括 ICD-10 中的几个主要亚型。首先是以心理学研究为基础（Liddle PF. The symptoms of chronic schizophrenia: a re-examination of the positive-negative dichotomy. Br J Psychiatry 1987；151：145-151），然后是以神经影像学的正电子发射断层扫描术为基础（Liddle PF et al. Patterns of cerebral blood fl ow in schizophrenia. Br J Psychiatry 1992；160：179-186）。Liddle 根据大脑不同区域相应代谢活动的改变将精神分裂症分为三个类型。神经发育分类的提出是以精神分裂症有神经发育起源假说为基础的（Murray RM et al. A neurodcvelopmental approach to the classifi cation of schizophrenia. Schizophrenia Bull 1992；8：319-333.）。

ICD-10 的亚型

- **偏执型精神分裂症**，以偏执性症状为主导表现，例如：
  - 被害妄想
  - 关系妄想
  - 贵族妄想或特殊使命妄想
  - 身体变形妄想
  - 嫉妒妄想
  - 威胁性幻听、命令性幻听

- 非言语性幻听：包括笑声、口哨声和嗡嗡声
- 其他形式的幻觉
- **青春型精神分裂症**以下列为典型症状：
  - 不负责任和不可预知的行为
  - 言语杂乱、不连贯
  - 情感改变，包括情感不适切、肤浅，经常傻笑
  - 不系统妄想
  - 短暂的片断性幻觉
- **紧张型精神分裂症**，以紧张性症状占主导
- **单纯型精神分裂症**，特点为隐匿起病的功能下降，包括社交和工作或受教育能力。以阴性症状为主，之前没有阳性症状
- **残留型或慢性精神分裂症**由上述几种亚型发展而来，以阴性症状为其特征

DSM-Ⅳ-TR 亚型

- **偏执型：**
  一个或多个妄想的先占观念或频繁出现的幻听。
  没有显著的以下症状：
  - 瓦解言语
  - 瓦解行为
  - 紧张行为
  - 情感平淡
  - 情感不适切
- **瓦解型：**
  - 显著的瓦解言语

- 显著的瓦解行为
- 显著的情感平淡或不适切
- 不符合紧张型的标准
- **紧张型**——至少存在下列两种显著的临床特征：
  - 运动不能，表现为僵住症（包括蜡样屈曲）或木僵
  - 运动过多（明显的没有意义而且不受外部刺激的影响）
  - 极端的违拗症或缄默症
  - 特殊的自主动作，如摆姿势、刻板动作、明显的作态或扮怪相
  - 模仿言语或模仿动作
- **未分化型**——症状符合 DSM-Ⅳ-TR 精神分裂症诊断标准 A 项，但不符合偏执型、瓦解型和紧张型的标准。
- **残留型**——不存在以下情况：
  - 显著的妄想
  - 显著的幻觉
  - 瓦解言语
  - 显著的瓦解行为
  - 紧张症性行为

有持续的证据表明存在紊乱、阴性症状或者至少符合 DSM-Ⅳ-TR 精神分裂症诊断标准 A 项中 2 种以上的症状，并且呈现衰退形式（例如古怪的信念，罕见的知觉体验）。

Liddle 分类（图 5.1）

- 精神运动缺乏综合征：是一种以言语贫乏、情感平淡和自主运动减少为特点的综合征。它与优势侧前

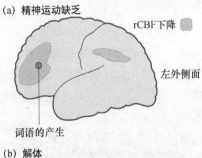

(a) 精神运动缺乏

rCBF下降

左外侧面

词语的产生

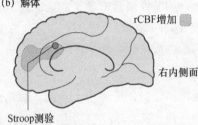

(b) 解体

rCBF增加

右内侧面

Stroop测验

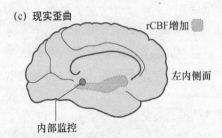

(c) 现实歪曲

rCBF增加

左内侧面

内部监控

图 5.1 精神分裂症的 Liddle 分类

（a）正常个体内部产生词语时的前额叶最大活性位点与精神运动缺乏型精神分裂症相关的皮质血流减少的区域相重叠。（b）完成 stroop 测验时的前扣带皮质最大活性位点与瓦解型精神分裂症相关的皮质血流增加的区域相重叠。（c）眼动自我监控时的海马旁回最大活性位点与现实歪曲型精神分裂症相关的皮质血流增加的区域相重叠（With permission from Puri BK，Laking PJ，Treasaden IH 2002 Textbook of psychiatry. Churchill Livingstone，Edinburgh.）

额叶背外侧皮质活动不足有关，该区域为正常人产生自发精神活动最大活性的区域。

- 解体综合征：以思维形式障碍和情感不适切为特征，与非优势侧前扣带回皮质的某一位点活动过度有关。该位点与注意能力相关，其中包括不适切精神活动的抑制。

- 现实歪曲综合征：以妄想和幻觉为特征，与优势侧内侧颞叶的活性增加有关。此区域的正常功能与自我监控有关；此区域异常与患者不能认识此类内部产生的精神活动有关。

按神经发育分类

- **先天性精神分裂症**患者出生时即存有异常，可能由遗传因素和（或）环境创伤引起。患者大多有轻微的躯体异常。人格异常或者儿童期社交损害，起病较早，以阴性症状为主，大脑有形态学改变和认知损害。男性更常见，预后不良。

- **成年起病的精神分裂症**患者多以阳性症状为主，包括 Schneider 一级症状和情绪改变。

- **迟发性精神分裂症**患者通常 60 岁以后起病，病前智能和职业功能良好。女性更常见，而且经常与听觉和视觉功能丧失有关。常见器质性脑功能异常。

流行病学

发病率

每年每 10 万人中有 15～30 个新发病例。

时点患病率

人群的 0.5%～1%。

终身患病率

接近 1%。

发病年龄

通常于 15～45 岁起病。起病的平均年龄和中位数年龄男性患者更早。

性别比例

男女相等。

婚姻状况

未婚者发病率较高（精神分裂症患者更不适合结婚，也不适合生育）。

社会阶层

因为"社群漂移"的缘故常见于 IV 和 V 级社会阶层。由于患病，这些人群的社会地位低下。

病因学

易感因素

包括先天性因素（家庭、双生子和寄养子研究）、出生前因素（出生于晚冬和早春、尤其是母体感染发病率较高）、围生期因素（产科并发症较常见）和人格特点（一级亲属中常见分裂型人格障碍）。

促发因素

提示有心理应激（生活事件）。

续存因素

包括社会因素（例如慢性精神分裂症患者社交环境缺乏与阴性症状增加有关）和有高情感表达（亲属做出批判式评论而且变得情感的过度卷入）的患者家庭。

介导因素

包括神经递质（多巴胺假说提示中脑边缘系统中枢多巴胺能亢进，或者中枢5-羟色胺能功能异常）、神经变性、精神神经免疫和精神神经内分泌因素。

这些因素的相互作用详见图 5.2。

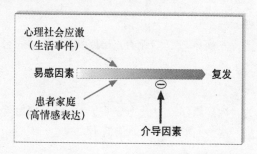

**图 5.2 易感因素、心理社会应激、高情感表达和
介导因素的相互作用**

（With permission from Puri BK, Laking PJ, Treasaden IH 2002
Textbook of psychiatry. Churchill Livingstone, Edinburgh.）

治疗

住院治疗

住院观察和治疗对于急性期精神分裂症患者非常有必

要。还要进行调查（第1章），对以幻听为首发表现的中老年患者应进行听觉和视觉检查，因为这个年龄段的患者出现这些症状的一个重要原因是感觉缺失。复发性慢性精神分裂症患者也要住院治疗，但是更多是在社区或庇护所预定床位维持治疗。出院以后，定期安排与精神科医生随访，尤其慢性精神分裂症患者需要一名社区精神科护士。

药物治疗

应用抗精神病药物（精神安定药）。典型抗精神病药物（如氯丙嗪）治疗急性精神分裂症症状（阳性症状）较慢性症状（阴性症状）效果好。非典型抗精神病药物（如氯氮平）治疗慢性症状的效果较典型抗精神病药物好。

抗精神病药物长效制剂可以用于维持治疗并且提高患者依从性。

可以使用抗胆碱能药物（例如苯海索和丙环定）治疗帕金森样锥体外系副反应。

电抽搐治疗（ECT）

用于治疗紧张性木僵。

社交环境

对慢性精神分裂症患者进行**社交技巧训练**可以减少社交环境缺乏，这种小组心理治疗方法可以用来教患者如何与他人保持适当的联系，**职业疗法**可以让患者掌握出院后生活中有益的技能。

情感表达

对于长期处于高情感表达家庭的患者可以进行**家庭治**

疗。如果这种治疗不能进行或无效，那么最好不要让患者与他（她）的家人一起生活，而是到**医务招待所**居住。

福利工场

这些场所能让患者学会有益的技能并获得成就感。

预后

接近 25％的患者显示出临床和社会痊愈，少于 50％的患者远期预后不良。

预后良好的相关因素包括：

- 女性
- 有患双相情感障碍的亲属
- 无认知损害
- 无脑室扩大

妄想（偏执）性障碍

这种疾病的核心特征是妄想或妄想系统的发展，有时候永久存在但是没有任何可识别的器质性基础。患者可出现偶然的或短暂的幻听，尤其是老年患者。

流行病学

时点患病率

大约为人群的 0.03％。

终身风险

0.05％～0.1％。

发病年龄

通常为 40～55 岁。

性别比例

女性较常见。

Capgras 综合征

是指患者认为他熟悉的人被另一个一样的人所替代，常见于女性，外表被替换了的人通常是亲属。

Cotard 综合征

是一种虚无妄想障碍，例如患者认为他们的钱财、朋友或身体的某部分不存在了。

钟情妄想（de Clérambault 综合征）

患者持有一种妄想信念认为有人爱上了她（他），通常这个人有较高的社会及职业地位。女性常见。

Fregoli 综合征

患者认为有一个熟悉的人（通常被认为是患者的迫害者）换了另外的外貌。

感应性精神病（二联性精神病）

感情上关系密切的两个（或更多）人共患相同的妄想型障碍。一个人患有真正的精神障碍而他（她）的妄想系统诱导了另外的人，被诱导的人可能具有依赖性或智力低下。

病理性（妄想性）嫉妒

患者持有一种妄想信念，认为他（她）的配偶或性伴侣不忠实而且花费大量时间去寻找这方面证据。这种妄想常见于男性。

被害（好诉讼者）妄想

患者的妄想系统是认为他们正在受到迫害。

治疗

因为患者持有强烈的妄想信念，而且多疑，所以要非常谨慎、机智地向他们解释治疗的必要性。早期应与患者亲属和知情人进行交谈。如果患者或者其他人有危险则要住院治疗，若拒绝自愿住院则要强制住院。所有的医务人员应设法与患者建立良好的和睦关系。如果发现有器质性病因、精神活性物使用、精神分裂症或情感障碍则要对症治疗。如果没有上述这些原发病因，抗精神病药物治疗是有效的。对感应性精神病，环境的分离通常能减轻被诱导发病患者的症状。

预后

妄想性障碍的病程不定。一些患者尤其是被害妄想会转为慢性，但是与妄想所担心的程度有关。

分裂情感性障碍

指在同一次疾病发作时情感症状和精神分裂症症状均很突出的发作性障碍，两者可以同时发生也可以几天之内互相转换（ICD-10）。

治疗

急性精神分裂症样症状和躁狂样症状可以使用抗精神病药物治疗，而抑郁症状要使用抗抑郁药和（或）电抽搐治疗（ECT）。

预后

这种疾病的预后介于情感障碍和精神分裂症之间。

（郑琳译，王丽萍校）

心境障碍包括抑郁发作、双向情感障碍和持续性心境障碍，这种情绪的紊乱不是继发于器质性因素、精神活性物质使用或其他精神障碍，如精神分裂症或分裂情感性障碍。

抑郁发作

临床特征

抑郁发作的典型特征包括情绪低落，兴趣缺失，注意力和集中力减退，内疚和无价值的想法，缺乏自信和精力减退，继之引起疲乏感和活动减少。继之导致无望感和活着没价值的想法，这些想法会引起自杀观念。经常会出现生物学症状（表 6.1）；抑郁发作时发生的睡眠紊乱类型如图 6.1 所示。

表 6.1　抑郁症的生物学症状

↓食欲

↓体重

便秘

睡眠紊乱，如：

　　早醒

　　入睡困难

　　易惊醒

情绪的日间变化

↓性欲

闭经

精神状态检查

外表

抑郁面容包括目光低垂、嘴角下垂和眉头紧蹙。典型的表现是眼神接触减少。消瘦和脱水是体重减轻的直接证据。近期体重减轻的直接证据表现在衣服可能变得肥大了。自理能力差和自我忽视的证据包括外表不整洁、个人卫生差和衣着污秽。

行为

典型的精神运动性迟滞。

言语

这类患者会出现典型的言语缓慢，回答问题长时间拖延。

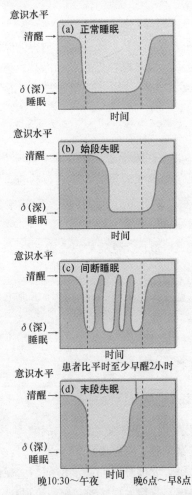

患者比平时至少早醒2小时

晚10:30～午夜　　　　　　晚6点～早8点

图 6.1　在抑郁发作中睡眠紊乱的类型
(a) 正常睡眠；(b) 始段失眠；(c) 间断睡眠；(d) 早醒（也称作末段失眠）(With permission from Puri BK, Laking PJ, Treasaden IH 2002 Textbook of psychiatry. Churchill Livingstone, Edinburgh.)

情绪

患者情绪低落、忧愁，无望感，觉得未来看起来是灰暗的。患者也可出现焦虑，易激惹和激越。患者主诉精力和动力减退，无法感受快乐（兴趣缺失），对正常的活动和爱好丧失兴趣。

思维内容

患者会出现一些关于过去、现在和将来的悲观想法，可能会出现自杀和杀人的想法，应进行检查。强迫观念可继发于抑郁症。

异常信念和对事件的解释

可以表现疑病或虚无性质的观念或妄想。

异常体验

严重的抑郁发作患者可以出现幻听，典型的是第二人称诽谤性内容。

认知

显著特征是注意力差。

DSM-Ⅳ-TR 重性抑郁发作标准

A. 在连续 2 周内至少有下列 5 项症状，并且是原功能的改变，其中至少有 1 项症状是（1）或（2）：

（1）几乎每天大部分时间心境抑郁，主观体验（例如感到悲伤或空虚）或他人观察到（例如流泪）。儿童和青少年可以表现为激惹心境。

（2）几乎每天大部分时间对所有的或几乎所有活动的

兴趣或愉快感显著减低。

（3）没有节食时体重明显减轻，或体重明显增加（例如，1个月内体重变化超过5%），或几乎每天都有食欲缺乏或增加。儿童要考虑体重没有得到预期的增加。

（4）几乎每天都有失眠或睡眠过多。

（5）几乎每天都有精神运动性激越或迟滞（他人能观察到）。

（6）几乎每天都感到疲倦或精力缺乏。

（7）几乎每天都有自己无用，或有过分或不恰当的内疚（可以是妄想性的）。

（8）几乎每天都有思维能力或注意集中能力减退或者犹豫不决。

（9）反复出现死的想法（不只是怕死），反复出现自杀意念但无特定计划，或有自杀企图或有特定的自杀计划。

B. 除外混合发作。

C. 症状引起具有临床意义的苦恼或者社交、职业或其他重要功能的损害。

D. 症状不是由于精神活性物质、药物或一般躯体情况（如甲状腺功能减退）的直接生理反应所致。

E. 症状不能用居丧反应来解释。

与居丧反应鉴别

不同文化背景下正常悲伤反应的持续时间是不同的。DSM-Ⅳ-TR中指出，只有丧亲后2个月仍存有抑郁症状时才作出重性抑郁发作的诊断。从正常悲伤反应中辨别抑郁发作（DSM-Ⅳ-TR中重性抑郁发作），以下DSM-Ⅳ-TR诊断标准也更支持作出（重性）抑郁发作的诊断：

- 存有对事物的内疚，除外幸存者对死难事件发生时采取或没采取行动的内疚
- 死亡的想法，除外幸存者感到应该是他（她）死亡或应该与遇难者一起死亡
- 无价值感的病态先占观念
- 显著的精神运动性迟滞
- 持续且显著的功能损害
- 出现幻觉，除外想念遇难者而听到其声音或短暂地看到其影像

非典型抑郁

抑郁性木僵

因为有效的治疗，目前这种情况很少见。

隐匿性抑郁

抑郁患者可能会以躯体症状或其他主诉代替抑郁情绪。由于文化因素，患者可能将抑郁情绪躯体化，或不能明确表达他们的情感，如那些学习能力严重低下的患者和老年痴呆患者。这种情况下，抑郁症的生物学症状则明显有助于诊断。对于学习能力低下的患者可以观察其异常行为的日间变化，以反映情绪的日间变化。

季节性情感障碍

抑郁发作的发病与特定的时间或季节有关。例如，未治疗的抑郁发作通常起病于秋季或冬季，在春季或夏季好转。双相障碍的发病也有季节性。季节性情感障碍（SAD）

患者在抑郁发作时表现为爱吃糖类、睡眠过度和体重增加。应除外具有明确显著的季节性心理应激源的一类，例如在每个冬季因为定期的冬季失业变得抑郁。

激越性抑郁

发生于老年人。

调查

除常规调查（第 1 章）以外，对以幻听为首发症状的老年患者应进行听力和视力测验，因为感觉缺失是这个年龄组患者出现这些症状的一个重要原因。

体格检查应该包括仔细视诊以发现任何自伤的证据，例如手腕上的瘢痕。

流行病学

发病率

- 男性每年每 100 000 人中有 80～200 个新发病例
- 女性每年每 100 000 人中有 250～7 800 个新发病例。

时点患病率

在西方，男性为 1.8%～3.2%，女性为 2.0%～9.3%。在西方抑郁症状的时点患病率高达 20%。

终身危险

西方国家一般人群中男性是 5%～12%，女性是 9%～26%。

发病年龄

平均在三十几岁的后期。然而，抑郁症可于从童年到老年的任何年龄发病。

性别比率

女性常见。

婚姻状况

未婚（包括离异或分居）人群有更高的发病率。

社会阶层

劳工阶层较中产阶层的女性及下列这些女性有更高的患病率：

- 有 3 个或更多年龄在 14 岁以下的孩子需要照看
- 不在室外工作
- 没有值得信赖的人，例如没有亲密伙伴
- 由于死亡或离异的原因而在 11 岁前失去母亲

病因学

将在双相障碍中讨论（下文）。女性发病率和患病率高的原因尚未明确。可能的原因包括：

- 女性感受到抑郁似乎更容易被接受
- 男性可能没被诊断为抑郁症，那些人可能更喜欢过度饮酒，因此而被诊断为精神活性物质使用障碍而不是抑郁症
- 女性可能承受更大的压力，例如分娩和激素的影响（月经初潮、经前期综合征和绝经）

治疗

住院治疗

不严重的抑郁发作可以通过全科医生在社区或精神科医师在门诊进行治疗。严重的抑郁发作患者应该住院治疗。对于严重威胁生命的情况，例如自杀危险或食物和液体摄入不足，不应依照患者的意愿，需强制住院治疗。

药物治疗

对于中度和重度的抑郁发作，抗抑郁药物治疗是主要的治疗方法。轻度抑郁症状也可从中获益。

电抽搐治疗

电抽搐治疗作为以下相对罕见的情况的一线治疗：
- 液体摄入非常少导致少尿
- 抑郁型木僵
- 严重的高自杀风险

尽管如此，通常 ECT 可作为药物无效的难治性抑郁的备选方法。

精神外科治疗

仅在极少的情况下考虑这种治疗，当严重的慢性残留性抑郁对其他所有治疗均失败的情况下使用。

日光治疗

对秋冬季发病的季节性情感障碍可以使用高强度日光进行治疗。

心理治疗

轻度或中度抑郁或严重抑郁发作恢复期可使用以下心理治疗：

- 认知疗法
- 集体治疗
- 精神分析性心理治疗
- 家庭治疗
- 婚姻治疗

社交环境

应该鼓励患者增加活动和社会交往。信任关系的发展对预防复发有保护功能。职业疗法可以让患者在出院后掌握生活中有益的技能。

预后

一般随访时间越长，效果越好。抑郁发作痊愈后坚持6个月的抗抑郁药物治疗会降低复发的风险。总体来说，自杀率在9%左右。

双相障碍

DSM-Ⅳ-TR 中双相障碍的主要特征是至少出现 1 次躁狂（或轻躁狂）发作，然而在 ICD-10 中则必须有 2 次心境紊乱发作史，其中至少有 1 次躁狂（或轻躁狂）发作（图 6.2）。

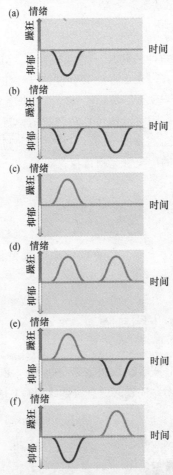

图 6.2 DSM-Ⅳ和 ICD-10 关于情感障碍的分类
（a）抑郁发作；（b）复发性抑郁发作；（c）DSM-Ⅳ的双相障碍，
ICD-10 的躁狂发作；（d）～（f）DSM-Ⅳ和 ICD-10 的双相障碍
（With permission from Puri BK，Laking PJ，Treasaden IH 2002
Textbook of psychiatry. Churchill Livingstone，Edinburgh.）

躁狂的临床特征

患者表现为情绪高涨，精力充沛，活动过度，语量增多，睡眠减少，失去正常社交和性抑制，注意力和集中力差。情绪高涨表现为欣快，但有时也可表现为激惹和愤怒。患者挥霍，开始不实际的计划和轻率的性行为，如果激惹愤怒会有不适当的攻击行为。进食、饮水和个人卫生的忽视会导致脱水的危险情况和自我忽视。

精神状态检查

外表

患者的衣着华丽。严重病例会出现自我忽视的征象（例如表现不整洁和脱水）。

行为

以过度活跃为特征。患者不能久坐。

言语

言语促迫，严重躁狂患者常见思维奔逸，主题的转换基于偶然的联系、词意联想、音韵联想和分散性刺激。

情感

出现欣快或易激惹。

思维内容和异常信念

患者夸大他（她）自己的重要性，夸大他（她）的意见和工作的重要性，这些可发展为妄想。易激惹和多疑可发展为被害妄想。

异常体验

可出现主观的听觉过敏以及幻听或幻视。

认知

注意力和集中力差。

自知力

典型的自知力缺失。

躁狂症亚型

- **轻症躁狂**——指程度较轻的躁狂（ICD-10）
- **不伴精神病性症状的躁狂**
- **伴精神病性症状的躁狂**——躁狂其他临床症状可以出现妄想和幻觉，可能包括 Schneider 一级症状
- **躁狂性木僵**——因为有效的治疗，现已很少见

DSM-Ⅴ-TR 躁狂发作诊断标准

A. 一段时间心境异常且持续性高涨、旺盛或激惹，至少持续 1 周（如果需要住院，可短于 1 周）。

B. 在心境异常期间，至少有下列 3 项症状（如果心境仅为易激惹，就至少要求 4 项），并且症状达到显著的程度：

（1）自我评价过高或夸大。

（2）睡眠需要减少。

（3）言语比平时增多，或感到要不停地说话。

（4）思维奔逸或主观感到思想在"奔驰"。

（5）随境转移（如注意很容易被不重要的或无关的外

界刺激所吸引）。

(6) 目的指向性活动（社交、工作、学习或性）增多，或精神运动性激越。

(7) 过多地参加较高风险带来痛苦后果的图一时快乐的活动（例如无节制的狂购乱买、轻率的性行为或不明智的商业投资）。

C. 排除混合发作（这种类型还发生重性抑郁发作）。

D. 心境紊乱引起下列情况：

- 显著的职业功能损害
- 显著的正常社交活动损害
- 显著的人际关系的损害
- 必须住院以防自杀或杀害他人
- 有精神病性症状

E. 症状不是由于物质（如药物滥用、处方药物或其他治疗）或者躯体情况（例如甲状腺功能减退）的直接生理效应所致。

DSM-Ⅴ-TR 轻症躁狂发作诊断标准

A. 持续一段时间的心境高涨、旺盛或激惹，至少持续4天，明显不同于平时无抑郁心境时。

B. 在心境异常期间，至少有下列3项症状（如果心境仅为易激惹，就至少要求4项），并且症状达到显著的程度：

(1) 自我评价过高或夸大。

(2) 睡眠需要减少。

(3) 言语比平时增多，或感到要不停说话。

（4）思维奔逸或主观感到思想在"奔驰"。

（5）随境转移（如注意很容易被不重要的或无关的外界刺激所吸引）。

（6）目的指向性活动（社交、工作、学习或性）增多，或精神运动性激越。

（7）过多地参加较高风险带来痛苦后果的图一时快乐的活动（例如无节制的狂购乱买、轻率的性行为或不明智的商业投资）。

C. 发作伴有明确的功能改变，患者无症状时没有这种情况。

D. 他人可以观察到心境紊乱和功能的改变。

E. 发作未严重到引起社交或职业功能的显著损害或者必须住院，亦无精神病性症状。

F. 症状不是由于物质（如药物滥用、处方药物或其他治疗）或者躯体情况（例如甲状腺功能减退）的直接生理效应所致。

双相障碍流行病学

时点患病率

美国成人的患病率为 0.2%～1.2%。

终身危险

美国成人为 0.2%～1.1%。

发病年龄

平均在二十几岁中期，也可以首发于老年期。青少年可能会被误诊为精神分裂症。

性别比率

男女相当。

社会阶层

在高社会阶层中更常见。

抑郁发作和双相障碍的病因学

易感因素

它包括遗传因素（家族、孪生子和领养子研究）和人格（循环型或环形人格障碍可能是双相障碍的易感因素）。

促发因素

包括心理应激（生活事件）和躯体疾病（例如病毒感染伴发抑郁）。

续存因素和介导因素

包括社会因素，心理因素（如认知功能下降）、患者家庭（家庭成员的高情感表达与抑郁症的复发有关）、神经递质（中枢性去甲肾上腺素和5-羟色胺功能的改变）、神经精神内分泌因素、水和电解质的改变和光照改变。

治疗

住院治疗

（轻）躁狂患者应该住院。如患者出现自我忽视和脱水，治疗躁狂症状的同时也要治疗这些症状。

药物治疗

抗精神病药物如氟哌啶醇和氯丙嗪（必要时肌内注射）

作用迅速，而且是治疗急性躁狂的主要方法。

锂盐（碳酸锂和枸橼酸锂）可用于预防躁狂和双相障碍。锂的疗效毒性比低，因此定期监测血药浓度很重要，其浓度应在 0.4～1.0 mmol/L 之间（末次服药后 12 h 测量）。使用锂治疗期间应定期检测尿素、电解质和甲状腺功能。

如果患者对锂抗药，可以试用**卡马西平**预防，定期监测血药浓度。

电抽搐治疗（ECT）

可用于极少见的躁狂性木僵。

家庭治疗

如果患者处于高情感表达，则需要家庭治疗。

预后

规律使用预防性药物（锂盐或卡马西平）的双相障碍患者预后更好。

持续性心境障碍

持续存在并常有起伏，每次发作均不足以严重到被描述为轻躁狂或轻度抑郁发作程度的心境障碍（ICD-10）。

环性心境

心境持续性不稳定，涉及众多轻度抑郁和轻度高涨的时期，通常起病于成年早期，呈慢性病程（ICD-10）。

终身危险

0.4％～3.5％。

性别比率

男女相等。

一级亲属

与一般人群相比他们更易出现抑郁发作或双相障碍。

治疗

如果患者寻求医疗帮助，锂盐和（或）个别或集体心理治疗可能有效。通常不推荐住院治疗。

恶劣心境（抑郁性神经症）

这是一种慢性抑郁心境，但是不完全符合复发性抑郁发作的诊断标准。患者忧虑和抱怨，睡眠不佳并且感觉不适切，但通常能应付日常生活的基本需求（ICD-10）。

患者有抑郁发作史的一级亲属较一般人群更常见。

性别比率

可能女性更常见。

治疗

对严重病例给予抗抑郁药治疗，个别心理治疗或认知疗法可能有效。除非患者自杀，否则不推荐住院治疗。

（唐颖译，郑琳校）

第 7 章

神经症性、应激相关及躯体形式障碍

. . . .

ICD-10 将神经症性、应激相关及躯体形式障碍放在一组，是因为它们与神经症概念的历史有关，而且心理学因素对这些障碍的发病均有重要的权重。症状的混合存在情况很常见，特别是焦虑和抑郁共存。

. . . .

广场恐怖症

临床特征

广场恐怖症由引起焦虑的多种恐惧组成，包括害怕离家（如害怕进入商店）、拥挤的人群、公共场所和用公共交通工具独自旅行，患者变得闲居家中。这些恐怖情境的特点是缺少马上可及的出口（ICD-10）。

流行病学

发病年龄

发病年龄不固定，但是经常起病于二十几岁或三十几岁。

性别比率

女性更常见。

治疗

选择行为疗法，包括暴露疗法联合焦虑控制法。患者伴有任何抑郁症状时可考虑短期应用抗焦虑药和抗抑郁药治疗：单胺氧化酶抑制剂（MAOIs）和可逆性单胺氧化酶A抑制剂（RIMAs）可能获得显著的效果。

预后

虽然缺乏有效的治疗，广场恐怖症一般持续多年，但通常是反复的。

社交恐怖症

临床特征

这种恐怖主要是指患者害怕在相对小的群体（如相对拥挤）中被别人注视，导致回避社交情境，比如在公共场合吃东西、在公共场合说话和与异性会面（ICD-10）。

流行病学

发病年龄

常发病于青少年期。

性别比率

男女相当。

治疗

选择行为疗法，包括暴露疗法联合焦虑控制法。

预后

如果不加以治疗，通常患者病情会呈慢性化趋势，因为焦虑会使患者在社交恐怖情境下行为更加恶化，病情可能会恶化。

特定的（孤立的）恐怖症

临床特征

特定的恐怖症限于高度特定的情境，例如接近动物、高处、雷鸣、黑暗、飞行、封闭的空间、吃某些食物、到牙科就诊和害怕暴露于特殊的疾病［如艾滋病和放射疾病（ICD-10）］。一旦接触可触发的情境即可引起惊恐发作。

流行病学

起病年龄

通常起病于童年或成年早期。

性别比率

在女性中更常见。

治疗

选择行为疗法，包括暴露疗法结合焦虑控制法。

预后

缺乏有效治疗的特定的恐怖症会持续多年。

惊恐障碍

临床特征

基本特征是严重焦虑（惊恐）的反复发作，且不局限于任何特定的情境，因此具有不可预测性（ICD-10）。症状包括突然发生的心悸、胸痛、哽咽感、头晕、出汗、颤抖、人格解体或现实解体，同时也会有继发的害怕死亡、发疯或失去控制。发作仅持续几分钟，但在这过程中焦虑和自主神经症状快速出现，经常导致患者急切地离开其所处的场所。

排除器质性原因，如低血糖发作、甲状腺功能亢进症和嗜铬细胞瘤。惊恐障碍可继发于抑郁发作。

流行病学

性别比率

女性更常见。

治疗

支持疗法

应该使患者放心，告诉他个别症状的原因（如心悸），以消除不必要的担心。

药物治疗

无论患者是否存有潜在的抑郁障碍，抗抑郁药物（例如丙咪嗪）对于治疗惊恐障碍都是有效的。抗焦虑药物（包括丁螺酮和苯二氮䓬类）可用于焦虑障碍的短期治疗。

认知疗法

对于担心与焦虑有关的躯体反应的患者，如心悸与心脏病，让其自主诱发这些症状（例如通过过度换气或运动），然后解释这些症状的性质。

广泛性焦虑障碍

临床特征

这种障碍的基本特征为泛化且持续的焦虑，不局限于甚至不是主要见于任何特定的外部环境，如它是自由浮动性的（ICD-10）。症状可以由交感神经活动过度、肌肉紧张和过度换气而引起，通常包括持续的神经紧张、发抖、肌紧张、出汗、头重脚轻感、心悸、头晕、口干、上腹部不适、尿急、尿频。患者也可发生睡眠紊乱，典型的表现是患者躺在床上焦虑不堪而导致最初的失眠，最后睡眠完全被打乱。

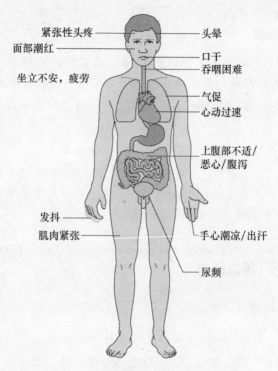

紧张性头疼 — 头晕
面部潮红 — 口干
坐立不安，疲劳 — 吞咽困难
气促
心动过速
上腹部不适/
恶心/腹泻
发抖 — 手心潮凉/出汗
肌肉紧张 — 尿频

图 7.1 广泛性焦虑障碍的躯体临床特征
（With permission from Puri BK，Laking PJ，Treasaden IH 2002
Textbook of psychiatry. Churchill Livingstone，Edinburgh.）

流行病学

性别比率

女性更常见。

治疗

同惊恐障碍的治疗。放松训练可以奏效，教患者在过度换气时可以从一个袋子里反复呼吸或练习控制呼吸节奏。如果前面提到的药物治疗无效，可使用 β-肾上腺素拮抗剂。

预后

预后不一，倾向于呈慢性波动性病程。

强迫性障碍

临床特征

反复出现的强迫思维和强迫动作可以认识到是属于自己的，而且抵制不成功，即使在长期的病例中这种抵制也是无效的。强迫观念几乎总是令人痛苦的，例如：这种观念往往是强烈的、猥亵的或是无意识的。强迫动作或仪式不是令人愉快的或是有用的，例如洗手，常与抑郁性症状同时存在，有时候也可能是原发性抑郁性障碍的结果。

流行病学

发病年龄

通常起始于童年或成年早期。

性别比率

男女相当。

治疗

支持治疗

应该使患者放心，这种"愚蠢行为"不是危急的，并且向患者解释个别症状发生的原因。

药物治疗

抑制 5-羟色胺再摄取的抗抑郁药［例如选择性 5-羟色胺再摄取抑制剂（SSRI）和氯米帕明］通常有效。

行为疗法

行为疗法（包括暴露于任何外部线索）和反应预防法对于强迫行为通常是有效的。对于不伴有强迫行为的强迫思维，思维阻断法有时有效。

精神外科治疗

手术方法，例如尾核下神经束切断术和脑白质切断术，仅对于严重的难治性病例才作为最后的治疗手段。

预后

病程不定。若未出现抑郁症状，不经治疗疾病会转为慢性。

急性应激反应

临床特征

无其他精神障碍的个体面对特殊的躯体和（或）精神应激（如意外事故或自然灾难）时出现的显著严重的一过性障碍。通常在几小时或几天内消退（ICD-10）。

治疗

应该允许患者发泄他（她）的想法和情绪。严重的病例需要非常短期的抗焦虑药物治疗。

创伤后应激障碍

临床特征

这是对一种具有异乎寻常的威胁性或灾难性应激事件或情境发生的延迟或延长性反应，这类事件或情境几乎能使每个人产生弥漫的痛苦（例如拷打或强奸）。表现为在闯入性记忆（闪回）或睡梦中反复再现创伤场面，在麻木感和情感迟钝的持续背景下发生与他人疏远以及回避易使人联想起创伤的任何事情（ICD-10）。患者常有自主神经过度兴奋（警觉性过高、增强的惊跳反应和失眠）和焦虑、抑郁，可能发生酒精与药物滥用。

治疗

若在应激事件中存在脑部损伤的可能，需要做神经系统检查。需要支持性心理治疗和抗焦虑药物治疗。

预后

大多数患者在 6 个月之内恢复。少数患者会呈持续多年的慢性病程并且导致持久的人格改变。

适应障碍

临床特征

是主观痛苦和情绪紊乱的状态（如抑郁或焦虑反应），通常会影响患者的社会功能和行为表现，出现于对重大的生活改变或应激性生活事件的适应期间（如丧失亲人、分离、移民或是严重的躯体疾病）（ICD-10）。

治疗

短期心理治疗能使患者适应他（她）的新环境。

预后

症状持续时间通常不超过 6 个月，除外一种延迟性抑郁反应，这种反应中会有轻度抑郁，持续 2 年以上。

分离（转换）性障碍

汇总参见表7.1。

表7.1　常见的分离/转换性障碍

分离性（精神性）	转换性（躯体性）
遗忘	瘫痪
神游	步态障碍
假性痴呆	震颤
分离性身份障碍	失音症
精神病	缄默症
	感觉症状
	癔症球
	癔症发作
	失明

（With permission from Kumar P，Clark M（eds）2005 Kumar and Clark Clinical medicine，6th edn. WB Saunders，Edinburgh.）

临床特征

共同特点是患者部分或完全丧失了对过去记忆、身份意识、即刻感觉以及身体运动控制的正常整合功能。它是精神性的，在时间上与创伤性事件、无法解决和难以忍受的问题或紊乱的人际关系有密切联系（ICD-10）。分离性障碍的类型包括：

- **分离性遗忘**——对创伤性或应激性事件的遗忘，无脑器质性障碍、中毒或过度疲劳
- **分离性神游**——除分离性遗忘的特征外，还出现有目的的超过日常活动范围的游历，并保持基本的自我照顾和简单的社会交往能力
- **分离性木僵**
- **出神与附体障碍**
- **分离性运动和感觉障碍**——没有器质性病因而出现运动缺失或运动功能受妨碍，或感觉缺失
- **Ganser 综合征**——特点是给予近似的回答（如当问奶牛有几条腿，患者回答"5"，说明患者能理解问题），通常与其他分离性症状同时存在
- **多重人格障碍**——一个人存在两种或更多不同的完整的人格表现，但在某一时间，只有其中之一明显

治疗

重要的是使患者安心和向其解释。精神疏泄或动力性心理治疗可使患者明白最初的病因。

预后

到精神科就诊之前存在分离状态已经持续 2 年以上的患者，对治疗经常会有抵抗。

躯体形式障碍

临床特征

反复陈述自己的躯体症状，并坚持要求做医学检查，尽管反复检查都是阴性，医生也再三保证并不存在躯体障碍（ICD-10）。类型包括：

- **躯体化障碍**——为多种多样、反复出现、时常变化的躯体症状。在就诊精神科之前症状往往已持续多年
- **疑病障碍**——持续的先占观念，认为自己患有一种或更多种严重的进行性躯体障碍
- **持续的躯体形式的疼痛障碍**（精神性疼痛）——患者主诉持续、严重、令人痛苦的疼痛，不能从医学上完全加以解释

治疗

精神科和内科密切合作并且给患者的信息要一致。当所有的检查都已做完后，应告知患者结果并且不建议做任何进一步的检查。对患者的状况应耐心解释并做出保证。在适当情况下，应采用其他方法（如焦虑控制法）或抗抑郁药物治疗。

精神疾病和躯体疾病的相互影响

表 7.2 简要列出了精神疾病和躯体疾病的相互影响。

已经提出的医学上难以解释的症状的病理生理机制的实例见图 7.2。

表 7.3 中给出了一些关于影响患者对躯体疾病的反应的因素的例子。

表 7.2 精神疾病和躯体疾病的相互影响

器质性精神障碍

躯体疾病对脑功能有直接影响

- 谵妄/急性精神错乱状态/器质性精神病，如肝衰竭
- 痴呆/慢性器质性精神病
- 术后精神病

对疾病适应不良的心理反应

抑郁，如截肢术、乳房切除术（因为丧失）

内疚，如害怕成为亲人的负担

焦虑，如术前、不愉快的操作过程

偏执狂反应，如耳聋、失明

愤怒

否定

对疾病的先占观念

延续患者身份（更少地承担责任，更多地受关注）

心身疾病

多重的（即生物社会心理）因素，如使躯体和情绪上易受伤害的生活事件/应激会导致神经、内分泌等系统改变和疾病，如居丧反

应可引起心脏病发作，或应激会引起哮喘、湿疹和消化道溃疡

精神问题表现为躯体症状

由于自主神经过度兴奋而躯体性（躯体）焦虑症状，如心悸

转换障碍（经由自主神经系统）

抑郁会导致面部疼痛、便秘、疑病主诉和妄想，如癌症、性传播疾病

疑病障碍：过度关注健康和正常的感觉

躯体化障碍

单症状的疑病妄想，如认为受感染或者嗅觉妄想；以及其他精神障
　　碍，如精神分裂症。

Munchausen（住院癖好）综合征

酒精中毒导致肝病

自我忽视

躯体问题导致精神症状

癌症导致抑郁障碍，如胰腺癌

甲状腺功能亢进症引起焦虑

病毒感染后抑郁，如肝炎、传染性单核细胞增多症、流行性感冒

药物导致精神科并发症

如抗高血压药导致抑郁

如皮质激素导致抑郁、欣快

抗精神病药物导致内科并发症

如过量

如氯丙嗪导致黄疸

同时发生精神疾病和躯体疾病

（With permission from Puri BK, Laking PJ, Treasaden IH 2003
Textbook of Psychiatry, 2nd edn. Churchill Livingstone, Edinburgh. ）

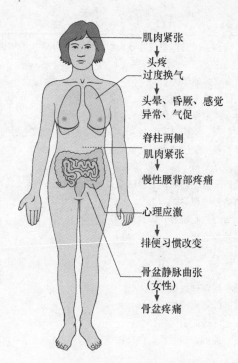

肌肉紧张
头疼
过度换气
头晕、昏厥、感觉异常、气促
脊柱两侧肌肉紧张
慢性腰背部疼痛
心理应激
排便习惯改变
骨盆静脉曲张（女性）
骨盆疼痛

图 7.2　医学上难以解释的症状的病理生理机制

（With permission from Puri BK，Laking PJ，Treasaden IH 2002 Textbook of psychiatry. Churchill Livingstone，Edinburgh.）

表 7.3　影响对躯体疾病反应的因素

患者
人格（如过于焦虑，强迫性的）
疾病行为（如患者表现得有多严重）

续表

疾病

有意义和重大的疾病（如癌症）

社会环境

经济和雇佣的危机

是否能消除冲突（如婚姻的）

（With permission from Puri BK, Laking PJ, Treasaden IH 2003 Textbook of Psychiatry, 2nd edn. Churchill Livingstone, Edinburgh.）

（唐颖译，郑琳校）

第8章　　　　　　　　　进食障碍

本章简要介绍两种重要且界限清楚的进食障碍：神经性厌食和神经性贪食。

神经性厌食

临床特征

神经性厌食是以患者有意减轻体重为特征的障碍。患者使用一系列方法减轻和（或）维持体重，包括避免"发胖食物"、自我引吐和（或）导泻、过度运动、服用利尿剂和（或）食欲抑制药。ICD-10 诊断标准中提出体重保持在至少低于期望值的 15% 或 Quetelet 体重指数 ［体重（kg）/ 身高（m）^{2}］小于或等于 17.5。患者有体象歪曲和对发胖的恐惧。

下丘脑-垂体-性腺轴障碍导致女性出现闭经（如果服用口服避孕药会出现持续的穿透性阴道出血），男性表现为性欲减退和勃起功能障碍。如果青春期前发病，女性乳房停止发育且出现原发性闭经，男性出现生殖器不发育。

胃肠道并发症包括：

- 胃排空延迟
- 饥饿感和饱胀感受损

- 小肠排空时间延迟
- 便秘
- 胃扩张

常见的与神经性厌食有关的精神症状包括：

- **强迫性行为**，如强迫性洗手和测量体重
- **焦虑**，尤其与食物和进食有关
- **心境障碍**，包括抑郁发作（有自杀观念、注意力不集中和社交回避）和情绪波动

DSM-Ⅳ-TR 关于神经性厌食的诊断标准

4 项标准是：

- 拒绝保持与年龄、身高相称的最低正常体重（例如，设法使体重减到低于应有体重的 85%，或在生长发育期间体重未能按预期增加，以致体重低于应有体重的 85%）
- 即使体重过低仍强烈地害怕体重增加或发胖
- 对自己的体重或体型的体验失调，自我评估过度地受体重或体型影响，或否认目前体重过低的严重性
- 已有月经的女性至少停经 3 个月〔如果月经仅在用了激素（如雌激素）后才出现，仍认为是停经〕

局限型

在目前的神经性厌食发作中没有经常性暴食或清除行为（自我引吐、滥用泻药或利尿药、灌肠）。

暴食-清除型

在目前的神经性厌食发作中经常有暴食或清除行为（自我引吐、滥用泻药或利尿药、灌肠）。

体格检查

患者外表消瘦、虚弱，还可以有脱水、唾液腺肿胀、龋齿和牙冠腐蚀等表现。面部、背部、腹部和前臂出现胎毛，但有腋毛和阴毛（对照：垂体功能减退症患者的腋毛和阴毛是缺乏或稀少的）。患者可能出现末梢循环不良，包括肢端发绀症（图8.1）。

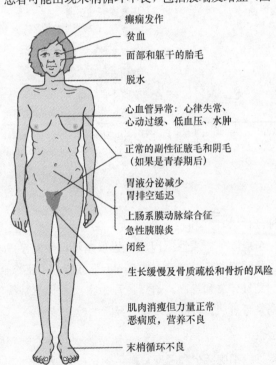

癫痫发作

贫血

面部和躯干的胎毛

脱水

心血管异常：心律失常、心动过缓、低血压、水肿

正常的副性征腋毛和阴毛（如果是青春期后）

胃液分泌减少 胃排空延迟

上肠系膜动脉综合征 急性胰腺炎

闭经

生长缓慢及骨质疏松和骨折的风险

肌肉消瘦但力量正常 恶病质，营养不良

末梢循环不良

图8.1　与神经性厌食相关的躯体特征

（With permission from Puri BK, Laking PJ, Treasaden IH 2002 Textbook of psychiatry. Churchill Livingstone, Edinburgh.）

出现紫癜是危险的，提示有潜在的出血素质。

表 8.1　神经性厌食和神经性贪食的鉴别诊断

精神性	抑郁症
	强迫症
	人格障碍
躯体性	慢性虚弱性疾病
	癌症
	甲状腺疾病
	颅内占位性病变
	吸收不良综合征
	肠道疾病，包括 Crohn 病

（With permission from Puri BK, Laking PJ, Treasaden IH 2003 Textbook of Psychiatry, 2nd edn. Churchill Livingstone, Edinburgh.）

检查

神经性厌食（和神经性贪食）的鉴别诊断见表 8.1。年轻患者应除外器质性原因所致体重减轻，如慢性虚弱性疾病、脑肿瘤和肠道疾病，如 Crohn 病或吸收不良综合征。应仔细测量体重和身高。治疗过程中将前者作为基线以监控疾病是否进展。可能发现以下异常的检查结果：

血液检查

常见白细胞减少和轻度贫血，少见血小板减少。

代谢

- 代谢性碱中毒（血浆碳酸氢盐水平升高），继发于催

吐的低氯血症和低钾血症

- 脱水继发血尿素氮升高
- 尽管消瘦，但也可常表现为高胆固醇血症——体重增加后，血清胆固醇、胆固醇酯转运蛋白（CETP）和载脂蛋白水平降低，提示血清游离脂肪酸水平正常的患者胆固醇代谢增加
- 可出现肝功能试验升高
- 滥用泻药可继发代谢性酸中毒
- 偶见低镁血症、血浆淀粉酶升高、快速发生的低血糖、血浆锌降低和高胆固醇血症
- 通常血浆蛋白质和白蛋白水平正常

血浆激素

这些改变不是特异性的，由营养不良引起。

- 甲状腺素（T_4）水平通常低于正常范围
- T_3 下降，rT_3 升高，基础生长素（生长激素）升高，皮质醇升高，女性雌激素下降，男性雄激素下降，胰岛素分泌异常和神经内分泌激发反应异常
- 男性和女性促黄体生成素（LH）分泌的方式与以前或青春期相似

尿液

脱水、肾小球滤过率下降、促性腺激素水平下降、雌激素水平下降。

心电图

心动过缓、心律失常（少见）、QT 间期延长、ST 段压低、T 波低平或倒置、QT/RR 斜率提高。

脑电图

水和电解质紊乱会导致弥漫性异常（代谢性脑病）。

静息时能量消耗

通常显著减少。

结构性神经影像学

绝食会导致脑室-脑比率（VBR）增加。

流行病学

发病率

在西方，每年 100 000 人中有 0.4～4 例新发病例。15～24 岁女性的发病率是每年每 100 000 人中有 10～11 例新发病例。

时点患病率

在英国，青少年女学生和女大学生是 1‰～2‰。其他接近 5‰的人表现出一些特征，但达不到诊断标准。

发病年龄

通常青少年期起病。女性发病高峰是 16～18 岁，男性发病高峰是 12 岁。

性别比率

至少有 90％的患者是女性。

种族

不管是在西方还是非西方国家，非白种人都很少见。

社会阶层

常见于Ⅰ级和Ⅱ级社会阶层。

职业

从事与体重相关的职业人群患病率高，如模特和芭蕾舞学生。

病因学

易感因素

遗传因素（家庭和双生子研究）、社会文化因素（西方社会认为女性纤瘦更具吸引力，导致了减重的压力和媒体陈词滥调的宣传）、职业压力、家庭环境（家庭关系复杂，过度保护，僵化且无法解决冲突；其他家庭成员有不正常的饮食喜好）、下丘脑功能障碍、体重恐怖。

促发因素

一般没有促发因素，偶尔起病与出现应激性事件有关。

续存因素

社会文化（如上所述）、家庭环境（一旦患病，疾病便使患者成为家庭中的中心角色，并且这样的角色能维系家庭的完整故而持续下来）、个体因素（社会退缩、测量体重、与食物和进食有关的焦虑、青春期和成年期应对困难）。

治疗

应该向患者和他（她）的家人解释情况。增加体重须在治疗关系的前提下与患者约定协议。

住院

如果有以下情况需要住院：

- 严重的体重减轻
- 体重减轻较快
- 严重的电解质紊乱或感染
- 严重的抑郁发作或自杀风险
- 门诊患者未能如期保持体重增加
- 家庭危机

理论上入院应有计划性并且互相同意，但如果患者拒绝自愿住院治疗且有生命危险，应考虑强制住院治疗。

住院治疗

包括：

- 坚持**记录体重和液体摄入**
- **控制进食行为**
- 可以使用**行为饮食疗法**，如当体重按协议的速度增加时可以逐步放宽对卧床休息的限制
- **心理治疗**，开始以支持性治疗为主，随后随着进步以认知和家庭治疗（见下）为主

门诊治疗

- **支持性心理治疗**是指帮助患者忍耐在坚持协议食谱过程中遇到的困难，鼓励患者不要减轻体重，并且帮助患者维持良好的人际关系
- **认知疗法**旨在识别和改变关于进食行为、体重、体型、自尊和任何完美主义倾向等不恰当的认知

• **家庭治疗**体现家庭环境的特征在发病中的作用

对于住院和门诊患者，其他方面的治疗包括：

药物治疗

抗抑郁药物可能有效，尤其是存有抑郁、强迫或焦虑症状时。氯丙嗪可用于鼓励增加体重。

自助小组

自助小组能提高自主性并提供相互支持，对亲属也有帮助，是有用的教育宣传资源。

教育资料

同样，可以推荐给患者及其家庭这些资料，包括宣传教育书籍。

预后

疾病早期病情经常波动，交替出现减轻和复发。疾病中期，即发病5～10年后，预后如下：

• 约23%患者完全康复
• 约54%的患者精神紊乱呈一定程度的慢性化或波动性
• 约23%病例处于严重状态

一些患者持续发展为神经性贪食。

长期患病超过20年的患者，死亡率达18%，由神经性厌食直接导致或自杀引起。现病史较长是预后不良的一个因素。

神经性贪食

临床特征

神经性贪食是一种以反复发作性暴食及强烈的控制体重的先占观念为特征的综合征，对肥胖有病态的恐惧，导致患者采取极端措施以削弱所吃食物的"发胖"效应，如自我引吐，滥用泻药、食欲抑制剂、甲状腺制剂或利尿剂（ICD-10）。患者的体重经常在正常的范围内并有正常的月经周期。患者既往常存在神经性厌食病史，但不是一定的。

DSM-Ⅴ-TR 关于神经性贪食的诊断标准

诊断标准如下：

- 反复发作暴食，有如下 2 个特点：
  - 在一段时间内（如 2 小时内）进食量肯定比大多数人在相同时间内和相似情况下的进食量大
  - 发作时感到无法控制过度进食
- 反复出现不适当的代偿行为以预防体重增加，如：
  - 自我引吐
  - 滥用泻药
  - 滥用利尿药
  - 滥用灌肠
  - 绝食
  - 过度运动
- 暴食及不适当的代偿行为，在 3 个月内平均至少每

周 2 次

- 自我评估过分地受体型或体重影响
- 上述症状不限于在神经性厌食发作时出现

清除型

在目前的神经性贪食发作中经常有自我引吐、滥用泻药、利尿药或灌肠。

暴食/清除型

目前的神经性贪食发作中有其他不适当的代偿行为，如绝食或过度运动，但没有经常自我引吐、滥用泻药或利尿药、灌肠。

体格检查和调查

反复呕吐通常导致机体电解质紊乱。低血钾有潜在的致命性，并且引起肌肉无力、心律不齐和肾损伤。电解质紊乱引起的其他后果包括癫痫发作、泌尿系感染、手足抽搐、唾液腺增大，尤其是腮腺肿大，可能使脸变得丰满。患者也可能出现周期性的颜面或其他部位水肿，尤其在滥用泻药时。胃酸导致前牙内部表层的釉质腐蚀。如果经常用手指引吐，手背上会结茧（Russell 征）。一些呕吐、滥用导泻剂和利尿剂的并发症如图 8.2 所示。表 8.1 总结了该病的鉴别诊断要点。

流行病学

时点患病率

美国和英国年轻女性是 $1\% \sim 2\%$；一些估计高达 10%。

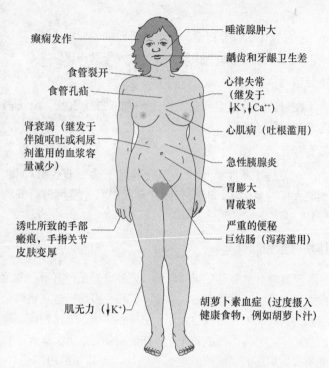

癫痫发作

唾液腺肿大

龋齿和牙龈卫生差

食管裂开

食管孔疝

心律失常
（继发于
↓K⁺,↓Ca⁺⁺）

肾衰竭（继发于
伴随呕吐或利尿
剂滥用的血浆容
量减少）

心肌病（吐根滥用）

急性胰腺炎

胃膨大
胃破裂

诱吐所致的手部
瘢痕，手指关节
皮肤变厚

严重的便秘
巨结肠（泻药滥用）

肌无力（↓K⁺）

胡萝卜素血症（过度摄入
健康食物，例如胡萝卜汁）

图8.2 呕吐、滥用导泻剂和利尿剂的并发症

（With permission from Puri BK, Laking PJ, Treasaden IH 2002
Textbook of psychiatry. Churchill Livingstone，Edinburgh.）

起病年龄

通常在青少年期或成年早期起病。

性别比率

男性少见。

种族

非西方国家少见。

病因学

易感因素

明确或亚临床神经性厌食病史、超重倾向、心境障碍和精神活性物质滥用的倾向、边缘性人格特征。一些证据表明1型糖尿病患者神经性贪食的患病率增加。

续存因素

低自尊→ 对体型和体重过分关注→ 控制饮食→暴食→低自尊。

治疗

住院治疗

虽然大部分患者能在门诊治疗，但如果有以下情况推荐住院治疗：

- 严重的抑郁发作或自杀风险
- 体质状况差
- 门诊治疗不佳
- 妊娠期的前3个月（自然流产风险增加）

认知疗法

使患者负责控制自己的食欲。

药物治疗

氟西汀60mg/d（高于抗抑郁治疗的剂量）。

心理治疗

个别心理治疗、集体心理治疗和家庭工作有帮助作用。

自助小组

自助小组能提高自主性并提供相互支持，对亲属也有帮助，是有用的教育宣传资源。

教育资料

同样，可以推荐给患者及其家庭这些资料，包括宣传教育书籍。

预后

预后不一，这种疾病可持续多年。

（唐颖译，郑琳校）

第 9 章

性心理和性别障碍

本章所介绍的性心理和性别障碍包括：性功能障碍（不是继发于器质性疾病）、性身份障碍和性偏好障碍。

性反应

正常解剖

图 9.1 显示了女性外生殖器的正常解剖，图 9.2 显示了男性外生殖器的正常解剖。性功能障碍患者可能对所示结构不了解，所以向他（她）们展示这样的图解（或模型）对他（她）们通常是有帮助的。

正常性反应

在 Masters 和 Johnson 的模型中，性反应分为 4 个阶段（图 9.3）。

兴奋期

随着对性刺激（也可能是如同现实一样的幻想）的反应出现性唤起，并产生对性活动的渴望。

在兴奋期女性会发生下列变化：

女性外生殖器

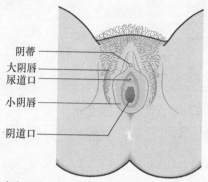

阴蒂

大阴唇

尿道口

小阴唇

阴道口

女性内生殖器

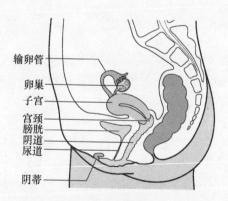

输卵管

卵巢

子宫

宫颈

膀胱

阴道

尿道

阴蒂

图 9.1　女性生殖器

（With permission from Puri BK, Laking PJ, Treasaden IH 2002
Textbook of psychiatry. Churchill Livingstone, Edinburgh.）

- 主观感受到性快感
- 阴道迅速润滑

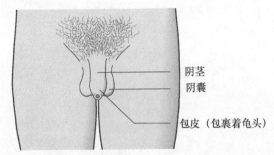

男性外生殖器

阴茎
阴囊

包皮（包裹着龟头）

男性内生殖器

输精管

壶腹

精囊
前列腺
尿道球腺
尿道
附睾
睾丸
阴囊

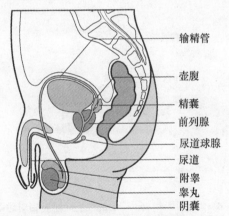

图 9.2 男性性器官

（With permission from Puri BK, Laking PJ, Treasaden IH 2002
Textbook of psychiatry. Churchill Livingstone, Edinburgh.）

- 阴道内部扩张、延伸
- 阴蒂增大、延长

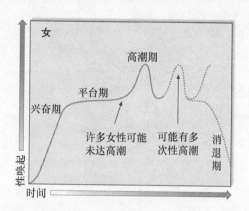

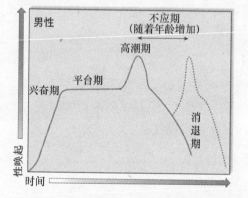

图 9.3 Masters 和 Johnson 描述的性反应阶段相对时限
(With permission from Puri BK, Laking PJ, Treasaden IH 2002 Textbook of psychiatry. Churchill Livingstone, Edinburgh.)

- 子宫提升
- 乳头勃起（存在于一些女性）
- 血压升高

- 脉搏加快

男性发生以下变化：

- 阴茎勃起
- 阴囊皮肤增厚
- 睾丸提升
- 血压升高
- 脉搏加快

平台期

性兴奋增强到可以产生性高潮的水平。

女性发生如下变化：

- 乳房增大
- 乳晕增大
- 阴道外 1/3 扩张
- 阴蒂头、阴蒂体回缩到阴蒂包皮内
- 小阴唇颜色变淡
- 肌紧张增强
- 血压升高
- 脉搏加快
- 躯干前面和头部有时出现潮红

男性发生下列变化：

- 阴茎头颜色会发生一些改变
- 睾丸增大
- 睾丸进一步提升
- 肌紧张增强
- 血压升高

- 脉搏加快
- 躯干前面和头部有时出现潮红

高潮期

这一阶段性快感达到顶峰，同时伴随性紧张无意识地释放和会阴部肌肉以及生殖器有节律地收缩。

性高潮时女性发生如下变化：

- 阴道外 1/3 有节律性地收缩——而她们通常主观体验不到
- 子宫收缩
- 肛门括约肌有节律性地收缩
- 脉搏达到最快
- 血压达到最高
- 呼吸频率最快

性高潮时男性发生如下变化：

- 射精的无法避免感（这期间由前列腺、精囊和其他腺体射出的成分形成精液），随后尿道有节律地收缩而产生射精
- 肛门括约肌有节律地收缩
- 脉搏达到最快
- 血压达到最高
- 呼吸频率最快

消退期

肌肉放松感和全身幸福感。女性宫颈降低到阴道底部并且宫颈外口张开。在此阶段男性对阴茎再次勃起及达到高潮处于不应期，而女性几乎立即就能够再次达到高潮。

性功能障碍并非由器质性障碍或疾病引起

性功能障碍包括个体不能参与他（她）所希望的性关系的各种表现形式（ICD-10）。

性功能障碍的器质性原因包括躯体疾病、药物的作用和过度饮酒。当某种精神障碍（如抑郁发作）为性功能障碍的基础时，则做出这种精神障碍的诊断。

许多类型的非器质性性功能障碍的病因学因素都包括以下几点：

- 不同人之间性冲动不同，也可能是性激素水平不同的结果
- 对性事无知
- 焦虑

性欲减退或缺失

常见于女性，可能继发于关系困难或抑郁性障碍。

性厌恶

与配偶性交的情景伴随着强烈的负性情感，产生足够的恐惧或焦虑致使性活动被终止（ICD-10）。

性乐缺乏

能够产生正常的性反应并体验到性高潮，但缺乏相应的快感（ICD-10），常见于女性。

生殖器反应丧失

男性主要表现为勃起功能障碍，表现难以产生或维持足够长时间进行一次满意的性交所需要的勃起。如果在某

种特定的情境下能正常勃起，如刚睡醒、手淫或与其他性伴侣，那么这一障碍应为心理性的而不是生理性的，常见于老年男性。勃起功能障碍也继发于性冲动降低、焦虑、对配偶的兴趣降低以及抑郁发作等。

女性主要表现为阴道干燥或不能润滑。阴道干燥可能是绝经后雌二醇不足的一个症状。

性高潮障碍

性高潮明显延迟或不出现。如果出现这种情况，更可能是心理性的而不是生理性的。性高潮障碍常见于女性，可能是由于其缺乏前期爱抚、性冲动低、对配偶缺乏兴趣或疲劳等原因。

早泄

指射精总是发生在插入阴道前或刚刚插入，致使女性伴侣无法享受性快感。早泄常见于青年男性，通常发生在较少或没有性交经历的人。

非器质性阴道痉挛

阴道肌肉痉挛，阴道口封闭，使不能插入或感到疼痛。可能因罪恶感而引起。

非器质性性交疼痛

指性交过程中发生非器质性疼痛，男女都可出现。在ICD-10 中，本类目仅用于没有其他原发性性功能障碍（如阴道痉挛）时。

性欲亢进

两性均可发生，常见于青少年晚期或成年早期，也可继发于（轻）躁狂或痴呆早期。

评估

除全面询问病史之外，还要详细了解性冲动水平、性知识和技巧、饮酒情况以及与配偶关系等因素，也应该考虑到双方都患有精神疾病（如抑郁发作）的可能。此外，还要进行体格检查和适当调查以除外器质性原因的可能。表 9.1 列出了勃起功能障碍常见的器质性因素。

表 9.1　勃起功能障碍的器质性因素

糖尿病	40％
血管疾病	30％
根治性手术	13％
脊髓损伤	8％
内分泌疾病	6％
多发性硬化	3％

（After Zongheim J 1995 Diagnosis and management of endocrine disorders of erectile dysfunction. Urol Clin North Am 22：789-802）

治疗

性治疗

Masters 和 Johnson 主要负责性治疗，主要包括以下几方面：

- **配偶双方一起治疗**
- **教育：** 可能需要对患者和他（她）的配偶进行有关性交和性反应的解剖学、生理学和情感等方面的教育

- **交流**：应鼓励配偶双方公开自己对性的愿望以及在前期爱抚和性交过程中所体验到的快感
- **分阶段的性任务**：最初双方只是相互触碰和抚摸除生殖器以外的任何部位（感觉集中阶段）。在下一阶段双方可以通过言语交流和相互手淫以互相愉悦，但不能性交。最后阶段才能性交

药物治疗

如果有阴茎畸形，治疗勃起功能障碍的药物要谨慎使用，例如以下情况：

- 阴茎弯曲
- 阴茎海绵体纤维化
- 阴茎纤维性海绵体炎

可用于治疗勃起功能障碍（除外可治疗的器质性原因）的药包括：

- **西地那非**是口服的 5 型磷酸二酯酶抑制剂，能够增强附着于平滑肌的一氧化氮的活性并能增加阴茎血流量。在性活动前约 1 小时服用。除有阴茎解剖畸形（见前面）的人外，有肝、肾损害，出血性疾病和消化性溃疡的人也应谨慎使用西地那非。其主要不良反应包括消化不良、头痛、面红、头晕、视觉紊乱、眼内压增高、鼻黏膜充血和阴茎异常勃起。禁忌证包括：
  - 正在使用硝酸盐类药物治疗
  - 不宜有性活动者
  - 不宜扩张血管者

- 近期有卒中病史
- 心肌梗死
- 血压低于 90/50（收缩压/舒张压，以 mmHg 为单位）
- 不稳定型心绞痛
- 非动脉炎性前部缺血性视神经疾病史
- 遗传性退行性视网膜病
- **他达拉非**是另外一种口服的 5 型磷酸二酯酶抑制剂，至少在性活动前 30 分钟服用。除有阴茎解剖畸形（见前面）的人外，有肝、肾损害的人也应谨慎使用他达拉非。不良反应与昔多芬相同，另外他达拉非可引起后背痛。禁忌证包括：
- 正在使用硝酸盐类药物治疗
- 不宜有性活动者
- 不宜扩张血管者
- 近期有卒中病史
- 心肌梗死
- 血压低于 90/50（收缩压/舒张压，以 mmHg 为单位）
- 不稳定型心绞痛
- 非动脉炎性前部缺血性视神经疾病史
- 中度心力衰竭
- 无法控制的心律失常
- 无法控制的高血压
- **伐地那非**是另一种口服的 5 型磷酸二酯酶抑制剂，能够增强附着于平滑肌的一氧化氮的活性并能增加阴茎血流量，要在性活动前 25 分钟到 1 小时之间服用。除有阴茎解剖畸形（见前面）的人外，那些有肝及肾损害、出血性疾病、消化性溃疡或容易出现 QT 间期延长（可能是由于应用某些能引起 QT 间期延长的药物的结果）的人也应谨慎使用伐地那非。主要的不良反应包括消化不良、头痛、面红、头晕、视觉紊乱、眼内压增高、鼻黏膜充血和阴茎异常勃起。

- 禁忌证包括：
  - 正在使用硝酸盐类药物治疗
  - 不宜有性活动者
  - 不宜扩张血管者
  - 近期有卒中病史
  - 心肌梗死
  - 血压低于 90/50（收缩压/舒张压，以 mmHg 为单位）
  - 不稳定型心绞痛
  - 非动脉炎性前部缺血性视神经疾病史
  - 遗传性退行性视网膜病
- **前列地尔（前列腺素 E_1）**用于海绵窦内注射或尿道内给药；也可用于诊断性试验。主要的不良反应包括阴茎疼痛和异常勃起，还有注射部位的反应，如血肿、阴茎皮疹、阴茎水肿、阴茎纤维化、含铁血黄素沉着、炎症和出血。

特殊方法

阴道痉挛患者可以应用型号逐渐增大的阴道扩张器。早泄患者可以使用挤压技术或停止-开始法。勃起功能障碍患者可以使用真空装置以达到勃起，然后改为在阴茎根部套上较紧的橡胶环或塑料环以使勃起持续并完成性交。

婚姻（夫妻）治疗

治疗指征是引起性功能障碍的潜在原因是夫妻关系间的冲突。

性身份障碍

易性症

患者渴望像异性那样生活并被异性接受为其中的一员，通常伴有对自己的解剖性别的苦恼感，并希望通过治疗（激素或外科手术）而使自己的身体尽可能与其所偏好的性别相一致（ICD-10）。最初要给予心理治疗。在为数不多的专业治疗中心，性别重建手术只有在专家通过充分的论证、计划和准备后才实施，在论证期间患者需以异性的身份生活很长时间，并且也进行激素治疗。

双重异装症

个体有时会穿着异性的衣服（异装症）但并不希望成为异性成员。异装症患者不伴随有性兴奋。

童年期性身份障碍

一种患者在青春期前出现的、广泛的、持久的愿望，希望成为或坚持认为自己相反性别的一员。

性偏好障碍

性偏好障碍也称为**性欲倒错**，性唤起发生于对非正常性唤起刺激的物体或情景的反应，并妨碍相互之间充满情爱的性行为。表 9.2 中列出了一些性欲倒错的类型，并同时给出了相应的性唤起刺激，这些刺激能使其反复产生强烈的性欲望和性唤起幻想。

表 9.2　性偏好障碍

障碍	性唤起刺激
恋物症	无生命物体（恋物），例如：橡胶、塑料或皮革制品
恋物性易装症	穿着异性的服装
露阴症	向陌生人暴露生殖器
窥阴症	观察毫无察觉的人脱衣和（或）从事性或私密行为（和看色情表演不同，因表演者知道他们被观看）
恋童症	与青春前期的儿童发生性活动
施虐受虐症	性活动包括奴役或者施加痛苦或者羞辱（受虐狂者宁愿接受这样的刺激，反之施虐狂者更愿意成为它的实施者）
摩擦症	靠在一个未经同意的人的身后碰触和摩擦
恋尸症	与尸体发生性活动
嗜动物症	以动物为混合性的性幻想和性活动对象，包括手淫、口腔生殖器交和性交
嗜粪症	性快感与将粪便排在伴侣身上或伴侣将粪便排在自己身上相伴随
灌肠性欲倒错	性快感与经直肠灌入灌肠剂相伴随
恋尿症	性快感与将尿液排在伴侣身上或伴侣将尿液排在自己身上相伴随

（张顺译，王丽萍校）

第 10 章

人格障碍

在 ICD-10 中，人格障碍是指一种根深蒂固的、持久的行为模式，表现为对广泛的人际和社会处境产生固定的反应。患者与在特定的文化背景中一般人的感知、思维、情感以及与他人的关系上有极大的或明显的偏离。患者常常伴有主观的痛苦及社会功能和行为方面的问题。这些问题更多出现于童年晚期或青春期，并且一直到成年后才表现得较为明显；所以将 17 岁以下的患者诊断为人格障碍并不合适。

DSM-IV-TR 诊断标准

DSM-IV-TR 中人格障碍的诊断标准如下。

A. 明显偏离了个体所属文化能预期的内心体验和行为的持久模式，表现在如下两（或多）方面：

（1）认知（对自己、他人及事件的感知和解释方式）

（2）情感（情绪反应的范围、强度、稳定性和适当性）

（3）人际关系

（4）冲动控制

B. 这种持久的模式是顽固的，且涉及个人情况和社交情况的各个方面。

C. 这种持久的模式引起具有临床意义的苦恼或社交、职业或其他重要功能的损害。

D. 这种模式是稳定的和由来已久的，其开始至少可以追溯到青少年期或成年早期。

E. 这种持久的模式不能用其他精神障碍的表现或后果来解释。

F. 这种持久的模式并非由于某种物质（例如滥用药物、处方药物）或一般躯体情况（例如头部外伤）的直接生理效应所致。

类型

偏执型人格障碍

患者倾向于把他人的行为解释成故意的污辱或威胁，对于挫折和回绝会变得过度敏感并持久地心怀怨恨，会变得多疑并且对事件持有无法证实的阴谋性解释。偏执型人格障碍的人绝不饶恕现实的或仅仅是感觉到的轻视、侮辱或伤害，他们会把其他人中性的或正面的行为完全曲解为怀有敌意的。他们总是高度、反复怀疑他们的配偶不忠，且没有任何理由证明这些。他们过度夸大自己的重要性。

分裂样人格障碍

患者社会关系淡漠，情感体验和表达受限，几乎没有活动能带来愉快，更多地表现为情感冷淡、分离或平淡，同时对他人表达热情和愤怒的能力受限。他们更乐于单独活动，并且专注于幻想和内省。分裂样人格障碍的人不愿或不乐于与他人亲密交往（包括成为家庭的一员），他们几乎显示不出与他人发生性行为的兴趣。

社交紊乱（反社会）型人格障碍

患者发生不负责任的、反社会的行为，表现为对权利以及他人和自己安全不顾后果、麻木不仁，无视社会准则和义务，不能保持（虽然也不曾确立）长久的人际关系，感受挫折和愤怒的阈值降低，缺乏内疚和同情感或者不能从惩戒中总结经验。社交紊乱或称作反社会型人格障碍的人会反复出现犯罪行为。他们总是欺骗他人、冲动，并且不考虑他们行为的中期和长期后果。

情绪不稳定型人格障碍

患者的行为冲动、不计后果，同时伴有情感不稳定。情绪不稳定型人格障碍可以分为两种类型：

- **冲动型**：患者表现为情绪不稳定，缺乏冲动控制，对于批评的反应常常出现强烈的情感爆发
- **边缘型**：患者表现为情绪不稳定和自我表象、长期目标及自身偏好的紊乱，导致长期的空虚感、不稳定的人际关系和冲动行为（例如疯狂购物、入店行窃和随意的性关系）。

表演型人格障碍

患者过分情绪化和追求他人注意，自我戏剧化、演戏般、暗示性、肤浅且情感不稳定，以身体外表吸引注意。

患者兴奋点不断变换，包括他人的赏识以及那些使自己成为关注的中心的行为。表演型人格障碍的人言语风格过分地为了给人深刻印象，但是缺乏具体细节。他们很容易接受暗示。

强迫型人格障碍

患者趋向于要求完美、次序、不变和控制。他们会沉湎于追求规程、列表、次序、结构、日程和规则，并且不合理地坚持要求他人以同样的方式做事，避免或拖延作出决定，不断地出现强加的令人讨厌的想法或冲动。强迫型人格障碍的人给自己规定的标准过高，所以他们很难按时完成任务；患者很难把任务委托给他人去做，除非别人能够准确的按照他做事的方式并使他感到满意。他们会对工作过分投入，几乎没有工作闲暇，在生活的其他方面也表现出过强的责任心和过分的小心谨慎，例如对于道德规范、伦理的关注。他们的死板、顽固也表现在他们对于金钱的态度上：他们很不情愿花钱，而是认为要把钱都储存起来缓冲将来可能发生的任何重要的紧急情况。

焦虑（回避）型人格障碍

这是一种社交抑制模式。患者趋向于在社交活动中感到不适，害怕别人对自己有不好的看法，胆小。他们确信自己社交笨拙和低人一等，因为害怕受到批评和遭拒绝而有意地回避与他人交往的活动，也包括在有亲密关系的人中表现拘谨以避免受到羞辱。焦虑型或回避型人格障碍的人表现出非常厌恶走出他们舒适的区域。

依赖型人格障碍

患者趋向于依赖的、顺从的行为，需要他人的鼓励和允许才能做出重要的决定，不愿意对所依赖的人提出任何的要求。患者独自一人时因为会感到无助而觉得很不自在。患者很难着手一个计划。依赖型人格障碍的人需要大量的劝告和保证才能做出大多数人每天都在做的决定。他们因为害怕失去他人的认可或支持而很难公开反对他人的意见。一个亲密关系结束时，依赖型人格障碍的人会迫切寻求新的关系作为支持的替代者。

治疗

对患者进行评估时，检查独立的信息非常重要。还需要除外器质性原因，例如脑部疾病和癫痫。对任何附加的精神疾病都应进行识别。进行人格障碍的诊断时重要的是要证实症状是从青春期开始出现的。在治疗策略中，监督和支持、集体治疗以及社区治疗等对于治疗是有帮助的。

（张顺译，王丽萍校）

第 11 章　　儿童和青少年期精神障碍

本章简要阐述通常出现于儿童期或青少年期的疾病。

儿童发育

表 11.1 中总结了正常的儿童发育过程。

表 11.1　儿童发育与发育阶段

年龄	标志	弗洛伊德学说的阶段	皮亚杰学说的阶段	埃里克森学说的阶段
0～6 个月	会发双音节声音，翻身，用手掌抓东西，手到手和手到嘴，微笑和笑出声	口唇期	感觉运动阶段	信任对不信任阶段
6 个月～1 岁	爬，在帮助下站立，无支持地坐着，用手指捏东西，认生	口唇期	感觉运动阶段	信任对不信任阶段
1～2 岁	会走，跑，说出 2～3 个单词的句子，自己用勺子吃饭，平行游戏，开始学着自制	肛门期	感觉运动阶段	自主对害羞和疑虑阶段

续表

年龄	标志	弗洛伊德学说的阶段	皮亚杰学说的阶段	埃里克森学说的阶段
3～5岁	能够自制，合作性游戏，画出人像，爱提问，言语流畅性增强，学习双脚跳、单脚跳以及穿脱衣服	前生殖器期	前运思阶段	主动对内疚阶段
6岁～青春期（童年中期）	与同龄人交往增加，就学，自主性增加	潜伏期	具体运思阶段	勤奋对自卑阶段
青春期	朝独立性发展，主要与同龄人联系	生殖期	形式运思阶段	同一对混乱阶段

(With permission from Puri BK, Laking PJ, Treasaden IH 2003 Textbook of psychiatry, 2nd edn. Churchill Livingstone, Edinburgh)

儿童精神检查

对儿童的评估要对所有相关资料来源进行了解以便收集信息，例如孩子的家庭、老师、医生、社会工作者、儿科医师和警察（例如有品行问题案例）。除了评估性面谈检查外，通常也要求家人参加（然而，对于怀疑是受虐儿童的案例，对他们进行面谈检查时，应该不让可疑的施虐者在场）。表11.2中总结了面谈检查需要收集的信息。

表 11.2　儿童精神检查需要收集的信息

转诊的源头和性质
- 谁提出的转诊建议?
- 谁实施的转诊?
- 家人对转诊的态度

对于目前主诉的描述
- 起病、发作频率、强度、持续时间、地点（家、学校等）
- 先驱情况和结果
- 改善或加重因素
- 具体的例子
- 父母和家庭对于因果关系的信念
- 过去对于解决问题的尝试

孩子当前总体功能的描述
- 学校
  - 行为和情感
  - 学习表现
  - 与同龄人及同事的关系
- 广泛的同伴关系
- 家庭关系

个人/发育史
- 母孕期、分娩、出生后情况
- 早期发育标志
- 家庭分离/破裂
- 躯体疾病及其对父母的影响
- 对学习的反应
- 青春期的情况
- 气质类型

续表

家族史

- 尤其是父母双方的个人及社会史
  - 精神疾病史
  - 成为父母的经历
- 家庭发展史
  - 父母是如何走到一起的
  - 妊娠情况
  - 分离及其对孩子的影响
- 目前家庭成员
- 在家处于强势/弱势
- 目前的社会压力和支持

通过观察家庭成员之间的相互影响而收集到的信息

- 家庭结构、组织、交流、敏感性

通过观察孩子在面谈中的情况所收集到的信息

- 运动、感觉、言语、语言、相关社会技能

精神状态、所关心的事、自然账户（如果年龄合适）
躯体检查的结果
进一步调查与治疗的计划

(With permission from Eminson M in Black D, Cottrell D (eds) 1993 Seminars in child and adolescent psychiatry. Gaskell, London, ch 6.)

精神障碍的患病率

Rutter 及其同事在 1970 年的一项关于怀特岛上 10 岁和 11 岁儿童的研究中发现精神障碍的 1 年患病率是 6.8%，

男孩是女孩的 2 倍。在 6.8% 中，3% 是品行障碍，2% 是情感障碍。随着 IQ 的降低，患病率增加，并且与躯体严重残疾有着很强的联系，尤其是大脑的损伤。伦敦内部的一个自治市总是发生拥挤，一项在那里与上述研究相似的调查中发现，精神障碍的 1 年患病率是 13%，是怀特岛的 2 倍。

多动性障碍或注意缺陷多动障碍

与年龄不符的行为异常有三组症状：

- 注意力不集中
- 活动过多
- 冲动行为

这些构成了可用于诊断这一疾病的核心症状，这一疾病在 ICD-10 中称为多动性障碍，在 DSM-Ⅳ-TR 中称为注意缺陷多动障碍（通常缩写为 ADHD）。在 ICD-10 的诊断中前两项异常表现尤为重要。下一部分的临床特征主要是以 ICD-10 的标准为基础，其后为 DSM-Ⅳ-TR 中的诊断标准。尽管本章讨论的是发生于儿童或青少年期的 ADHD，但我们要记住它也可发生于成年人。

临床特征

注意受损和多动，二者都不止发生在一种场合，例如在家、在学校、在诊所。注意力受损导致频繁地从一项活动转向另一项活动，而且有始无终。活动过多表现为过度多动，例如来回跑跳、吵闹、主动言语过多。

伴随的特征包括社会关系受到抑制、鲁莽、冲动而不遵守规则。

ICD-10 的诊断还要求这些行为问题应该出现于 6 岁之前并持续很长时间。

DSM-Ⅳ-TR 中注意缺陷多动障碍的诊断标准

A. 有（1）或（2）中的表现：

（1）至少存在下述注意缺陷症状中的 6 项，达到适应不良的程度至少持续 6 个月，并与其发育水平不相称：

a）在学习、工作或其他活动中常常不能密切注意细节或发生由于粗心大意所致的错误

b）在做作业或游戏活动中常常难以保持注意力

c）别人与他说话时常常似乎不留心听

d）常常不能听从指导去完成功课、家务或工作任务（并不是因为对指导不理解）

e）经常难以安排好作业或活动

f）经常回避、讨厌或勉强参加那些要求长期保持精神集中的作业（例如功课或家庭作业）

g）经常遗失作业和活动所必需的物品

h）常常因外界刺激而分散注意力

i）在日常活动中常常丢三落四

（2）至少存在下述多动（a～f）、冲动（g～i）症状中的 6 项，达到适应不良的程度至少持续 6 个月，并与其发育水平不相称：

a）常常手脚动个不停，或在座位上来回扭动

b）在教室或其他要求坐好的场合，常常擅自离开座位

c）经常在不适当的场合过多地跑来跑去、爬上爬下（在青少年和成年人可能只有坐立不安的主观感受）

d）常常很难安静地游戏或参与业余活动

e）经常不停地活动，或者其活动就好像受发动机驱动

f）经常讲话过多

g）经常在别人的问题还没说完前就抢着回答

h）常常很难能够排队等候

i）常常打断或干扰别人（闯入别人的谈话或游戏）

B. 一些引起损害的多动-冲动或注意力缺陷症状在7岁之前就已经出现。

C. 症状造成的损害要在两种或两种以上的情况下（如在学校/单位和在家中）出现。

D. 在社交、学业或职业功能上与具有临床意义损害的明显证据。

E. 症状不仅出现在全面发育障碍（例如孤独症、Rett障碍、Asperger障碍）、精神分裂症或其他精神障碍中，亦不能用另一种精神障碍（例如心境障碍、焦虑障碍、分离性障碍或人格障碍）来解释。

流行病学

患病率

在英国，多动性障碍的患病率为每1000名儿童中高达20～30名。在美国，注意缺陷多动障碍的患病率为每1000名学龄期儿童有30～50名。美国患病率较高，其部分原因可能是诊断标准和术语的不同。

社会阶层

多动性障碍常见于生活在贫穷社会条件下的孩子。

性别比率

更常见于男性。男女比率在 4：1～9：1 的范围内。

病因学

遗传学（寄养子研究）、生物化学和社会学因素都有影响。

治疗

- **支持和忠告**——由父母和老师来做
- **补习教学**
- **行为矫正**——交给家长和老师一些适当的方法防止问题行为的强化
- **药物治疗**——在专家督导下可以用中枢神经系统兴奋剂（例如哌甲酯和右苯丙胺）。由于存有不良反应，例如易激惹、情绪低落、失眠、食欲缺乏和延缓生长等，所以这些药物使用时必须经过选择。还建议用新型非兴奋剂托莫西汀治疗 ADHD，但开始必须由在这方面有治疗经验的专科医生来实施。

预后

症状通常会在青春期后消失，但一些严重的病例症状会持续到成年。

品行障碍

临床特征

品行障碍的特征是反复而持久的社交紊乱、攻击性或对抗性品行模式。当发展到极端时，这种行为可严重违反相应年龄的社会规范，较之儿童普通的调皮捣蛋或青少年的逆反行为也更为严重。孤立的社交紊乱或犯罪行为本身不能作为诊断依据，因为本诊断的社交紊乱须是持久的行为模式。

DSM-IV-TR 中品行障碍的诊断标准

A. 损害他人基本权利或违反与年龄相符的主要社会准则的反复和持久的行为模式，在过去 12 个月内存有下列标准中的至少 3 项，在过去 6 个月中至少有下列标准中的 1 项：

攻击人和动物

（1）常欺负、威胁或恐吓他人

（2）常挑起斗殴

（3）曾使用能造成他人严重躯体损伤的武器

（4）曾残忍地伤害他人身体

（5）曾残忍地伤害动物

（6）曾当他人面夺取物品（例如抢劫、抢钱包、敲诈、持械行劫）

（7）曾胁迫他人与自己发生性行为

毁坏财产

（8）曾故意纵火以造成严重损失

（9）曾故意损坏他人财物（除纵火之外）

诈骗或偷窃

（10）曾破门进入他人的住所、建筑或汽车

（11）经常说谎以获得物品或优惠，或逃避责任（例如骗取他人信任）

（12）没有目击者时偷窃贵重物品（例如入店行窃但不是破门而入；伪造）

严重违反规则

（13）13岁以前起经常不顾父母的阻止在外过夜

（14）与父母或其监护人同住时离家过夜至少2次（或1次长期不归）

（15）13岁以前起经常逃学

B. 上述行为紊乱引起临床意义的社交、学业或职业功能损害。

C. 如年龄已超过18岁，不符合反社会人格障碍诊断标准。

流行病学

患病率

怀特岛的研究发现患病率为3%；而伦敦内部的一个自治市的患病率是其2倍。

性别比率

常见于男孩。

病因学

提示有社会因素（常见于来自派生区或家庭破裂以及童年早期生活在福利机构的人）、遗传因素（寄养子研究）和大脑损害因素。图 11.1 简要概述了病因学因素。

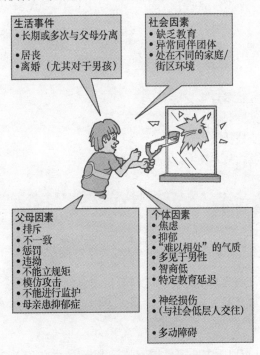

生活事件
- 长期或多次与父母分离
- 居丧
- 离婚（尤其对于男孩）

社会因素
- 缺乏教育
- 异常同伴团体
- 处在不同的家庭/街区环境

父母因素
- 排斥
- 不一致
- 惩罚
- 违拗
- 不能立规矩
- 模仿攻击
- 不能进行监护
- 母亲患抑郁症

个体因素
- 焦虑
- 抑郁
- "难以相处"的气质
- 多见于男性
- 智商低
- 特定教育延迟
- 神经损伤
- （与社会低层人交往）
- 多动障碍

图 11.1　品行障碍的病因学因素

（With permission from Puri BK, Laking PJ, Treasaden IH 2002 Textbook of psychiatry. Churchill Livingstone, Edinburgh.）

治疗

对严重的案例，社会调查工作、家庭治疗、行为疗法和集体治疗都是有必要的。而较轻的案例不用上述处理方法，通过对父母提供咨询和实践支持也能有所减轻。

预后

2/3 的患者其问题一直持续到成年。预后不良的因素包括：

- 症状多且多变
- 家庭问题
- 所处社区的问题
- 反独裁主义和攻击性态度

选择性缄默症

临床特征

特征是患者讲话有明显的受情绪制约的选择性，如患儿在一些场合表现出充分的语言才能，但在另一些（特殊的）场合却不能讲话（ICD-10）。

DSM-Ⅳ-TR 中选择性缄默的诊断标准

A. 在特定的社交场合（预期要讲话的场合，例如在学校）始终不讲话，在其他场合能讲话。

B. 问题影响了学业成绩、工作成就或社会交流。

C. 问题至少持续 1 个月（不限于入学的头一个月）。

D. 不讲话不是由于对社交场合所要求的口语知识不足或感到不自在所致。

E. 问题不能用交流障碍（例如口吃）来解释，也不仅发生于全面发育障碍、精神分裂症或其他精神障碍的病程中。

流行病学

患病率

每 1000 名儿童有 1 例。

发病年龄

通常首次发病于儿童早期。

性别比率

男女相同。

治疗

应用心理治疗、家庭治疗、行为矫正、言语治疗。

预后

50% 预后较好。如果在 10 岁前没能有改善则表明预后不良。

口吃

临床特征

患者讲话的特点为频繁重复或拖长音节或词句，或频繁地停顿以致破坏了讲话的节律和流畅性。通常发生于3～4岁孩子并且持续时间较短。

DSM-Ⅳ-TR 中口吃的诊断标准

A. 言语的正常流畅性和时间模式（与个体的年龄不相称）问题，以频繁出现下述情况中至少一项为特点：

（1）声音和音节重复

（2）声音拖长

（3）插入

（4）单词断裂（例如一个词内有停顿）

（5）有声或无声的阻断（言语中有充填的或无充填的停顿）

（6）讲话转弯抹角（避开有问题的词，以别的词代替）

（7）吐词时伴随身体过度紧张

（8）重复单音节词（例如"我……我……我看见他"）

B. 言语流畅性问题影响了学业成绩、职业成就或社会交流。

C. 如果存在言语运动或感觉缺陷，则言语困难超过通常有这些问题的个体。

流行病学

患病率

青春期前儿童发病率约为1%，到青春期便下降至0.8%。

性别比率

男女比例为 3∶1～4∶1。

病因学

有证据表明遗传因素对发病有影响（来自家庭和双生子研究）。

治疗

没有有效的治疗方案；经常尝试使用言语治疗。

预后

普通人群中约有 3％的人持续有症状。

功能性（非器质性）遗尿症

临床特征

可发生于白天或晚上的不自主排尿，相对于个体的智力年龄来说属于异常，并非由于躯体疾病所致。正常的膀胱控制通常产生于 5 岁之前。出生后出现的遗尿称为原发性遗尿症；而在学会控制膀胱后出现的遗尿称为继发性遗尿症。

DSM-Ⅳ-TR 中遗尿的诊断标准

A. 反复排尿在床上或衣服上（不自主的或是故意的）

B. 这种行为具有临床意义，表现为每周 2 次，至少连续 3 个月，或存在具有临床意义的苦恼或社交、学业（职业）以及其他重要方面功能的损害。

C. 实足年龄至少 5 岁（或相当的发育水平）

D. 这种行为不仅由于物质（例如利尿剂）或一般躯体情况（例如糖尿病、脊柱裂、癫痫）的直接生理效应所致。

流行病学

患病率

夜间遗尿症（尿床）5 岁儿童发病率约为 10％，10 岁约为 5％，15 岁约为 1％。白天（日间）遗尿症的患病率较低。

性别比率

夜间遗尿症常见于男孩，而日间遗尿症常见于女孩。

病因学

遗传因素（家庭和双生子研究）、精神疾病、近期生活事件和社会危害都可能引发本病。图 11.2 中进行了总结。

治疗

评估

要除外躯体性原因，包括尿路感染、糖尿病、癫痫、其他神经疾病和尿道结构异常，也应除外精神病学因素。

液体摄入量

应该建议夜间遗尿症患者的父母限制孩子睡觉前的液体摄入量。

五角星表法

孩子不尿床时可以在表中画五角星予以奖励。

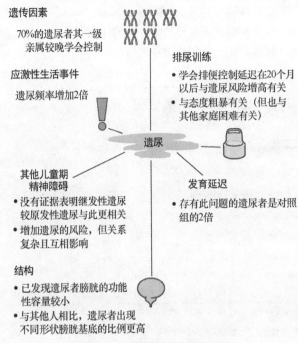

遗传因素

70%的遗尿者其一级亲属较晚学会控制

应激性生活事件

遗尿频率增加2倍

排尿训练

• 学会排便控制延迟在20个月以后与遗尿风险增高有关
• 与态度粗暴有关（但也与其他家庭困难有关）

遗尿

其他儿童期精神障碍

• 没有证据表明继发性遗尿较原发性遗尿与此更相关
• 增加遗尿的风险，但关系复杂且互相影响

发育延迟

• 存有此问题的遗尿者是对照组的2倍

结构

• 已发现遗尿者膀胱的功能性容量较小
• 与其他人相比，遗尿者出现不同形状膀胱基底的比例更高

图 11. 2 功能性遗尿症的病因

（Reproduced with permission from Puri BK, Laking PJ, Treasaden IH 2002 Textbook of Psychiatry. Edinburgh：Churchill Livingstone.）

垫铃法

如果上述措施都没有作用，那么可以用警报器或垫铃法，具体是当排尿弄湿床单下的垫子时会有铃声响起。这个方法可以和五角星表法结合使用。

药物治疗

因为三环类抗抑郁药物有抗胆碱能作用，所以小剂量的三环类抗抑郁药物通常可以阻止遗尿。同时其不利的方面包括高复发率、不良反应和意外中毒或有意过量服用的风险（例如被其兄弟姐妹服用）。

功能性（非器质性）遗粪症

临床特征

患者反复自主或不自主地排粪在不恰当的地方，粪便的黏稠度通常为正常或接近正常，而这一行为出现在能够正常控制排便的年龄以后，没有器质性原因。刚出生后发生的遗粪症称为原发性遗粪症；而在学会控制排便后出现的称为继发性遗粪症。表11.3对遗粪症进行了总结。

表 11.3　遗粪症（大便失禁）

粪便的黏稠度	正常、不成形或便秘
粪便排放地	裤子里、藏起来或放到"有意义的"地方（例如特定人的橱柜里）
发展	从不克制（连续不断），或克制一段时间（不连续）复发（由于各种原因——见下面）
行为	涂抹，用手摸肛门，手淫
原因	暴力、使人难受的生活事件（例如性虐待、父母离异）和（或）其他精神疾病
躯体情况	伴有疼痛、肛裂等，或肛门无异常

（With permission from Puri BK, Laking PJ, Treasaden IH 2003 Textbook of psychiatry, 2nd edn. Churchill Livingstone, Edinburgh）

DSM-Ⅳ-TR 中遗粪症的诊断标准

A. 反复不自主地或有意地在不适当处（例如衣服上或地板上）排便。

B. 每月至少 1 次，至少已持续 3 个月。

C. 实足年龄至少 4 岁（或相当的发育水平）。

D. 这种行为不仅由于物质（例如泻药）或一般躯体情况（除了通过涉及便秘的机制）的直接生理效应所致。

流行病学

患病率

每周至少有 1 次排便失禁的，3 岁孩子发生率为 6%，7 岁为 1.5%。

性别比率

男孩和女孩的比例为 3∶1～4∶1。

病因学

表 11.4 总结了遗粪症的病因。

表 11.4　遗粪症的病因

先天性原因	体质差异，包括排便控制能力
个人原因	发育延迟
	躯体诱发因素
	• 肛裂
	• 便秘（低粗粮饮食）
	• 其他肠道疾病

续表

父母与孩子	强制训练去厕所 情感虐待或疏忽 关系问题的"斗争背景"
周围环境	性虐待 家庭不和睦

（With permission from Puri BK, Laking PJ, Treasaden IH 2003 Textbook of psychiatry, 2nd edn. Churchill Livingstone, Edinburgh）

治疗

评估

除外躯体因素，如慢性便秘。评估情绪因素。

行为疗法

进餐后能够成功地控制排便就给予奖励（例如五角星表法），已证明这种疗法是成功的。

心理治疗

如果存有情绪问题和（或）孩子与父母之间的关系存在问题，那么可以进行个别心理治疗和家庭治疗。

药物治疗

根据不同需求（例如保留）可使用微型灌肠、平滑肌兴奋剂、粪便柔软剂、膨胀剂和栓剂等。

预后

通常在青春期后消失。

• •

异食癖

临床特征

患者持久地进食通常认为不能食用的物质，例如土、颜料碎屑和纸。

DSM-Ⅳ-TR中异食癖的诊断标准

A. 持续进食没有营养的物质至少1个月。

B. 这种进食行为与发育水平不相称。

C. 这种进食行为不是患者所属文化认可的习惯。

D. 如果异常进食行为仅发生于其他精神障碍（例如精神发育迟滞、全面发育障碍、精神分裂症）的病程中，其严重程度足以引起独立的临床关注。

治疗

应除外脑损害和学习能力低下（精神发育迟滞）。应确保患儿远离不能食用的物质。

预后

通常会在长大后消失。

抽动障碍

临床特征

患者表现为某种形式的抽动。抽动是一种快速的、不随意的反复的非节律性运动或无明显目的、突然发生的发声。抽动秽语综合征包括四肢和躯干的复杂性抽动，同时伴随模仿言语、模仿动作、秽语症（说出淫秽的言语）和秽亵行为（做出猥亵的姿态）。

DSM-Ⅳ-TR 中 Tourette 障碍的诊断标准

A. 在病程的某个时间出现多种运动性抽动和一种或多种发声抽动，但二者不一定同时存在（抽动是指突然的、快速的、反复的、非节律性的、刻板的运动或发声）。

B. 抽动几乎每天发生，一天数次（通常为阵发），或间断出现已 1 年以上，但从未有连续 3 个月以上无抽动。

C. 问题引起明显的苦恼或社交、职业或其他重要方面功能的显著损害。

D. 18 岁以前起病。

E. 问题不是由于某种物质（例如兴奋剂）或躯体情况（例如亨廷顿病或病毒性脑炎之后）的直接生理效应所致。

DSM-Ⅳ-TR 中慢性运动性或发声性抽动障碍的诊断标准

A. 在病程的某个时间出现一种或多种运动性抽动或发声抽动，但不是两者都有。

B. 抽动几乎每天发生，一天数次，或间断出现已 1 年以上，但从未有连续 3 个月以上无抽动。

C. 问题引起明显的苦恼或社交、职业或其他重要方面功能的显著损害。

D. 18 岁以前起病。

E. 问题不是由于某种物质（例如兴奋剂）或躯体情况（例如亨廷顿病或病毒性脑炎之后）的直接生理效应所致。

F. 不符合 Tourette 障碍的诊断标准。

DSM-Ⅳ-TR 中一过性抽动障碍的诊断标准

A. 一种或多种运动性抽动和（或）发声抽动。

B. 抽动几乎每天发生，一天数次，持续至少已 4 周，但不超过连续 12 个月。

C. 问题引起明显的苦恼或社交、职业或其他重要方面功能的显著损害。

D. 18 岁以前起病。

E. 问题不是由于某种物质（例如兴奋剂）或躯体情况（例如亨廷顿病或病毒性脑炎之后）的直接生理效应所致。

F. 不符合 Tourette 障碍或慢性运动性或发声抽动障碍的诊断标准。

流行病学

患病率

有 10％～20％的儿童在某个时候都表现过一过性抽动

障碍。抽动秽语综合征很少见，每10 000人中有4～5名患者，与发生于儿童或青春期一样，也可发生在成年人。

性别比率

常见于男性。抽动秽语综合征的男女患病比例为1.5：1～3：1。

病因学

表11.5归纳了抽动症的病因。

治疗

教育训练

对于单纯抽动障碍患者，对患儿及家长需要做的所有的事就是教育训练、劝告和保证。

行为疗法

放松或集中练习可有帮助。

药物治疗

对一些严重病例（例如抽动秽语综合征），抗精神病药物氟哌啶醇或匹莫齐特可有帮助。

表11.5　抽动症的病因

家庭	报告有家族聚集性，尤其是抽动秽语综合征
	抽动秽语综合征患者的一级亲属其复杂性抽动的患病率为14%～24%
	在有抽搐者的家庭中，家族性精神病理的出现增加，尽管可能是原因也可能是结果

续表

个人	没有显著的神经学上的异常
	神经系统"软"体征和"非特异性"脑电图改变的发生率增加
	一些患者存有功能性语言——行为偏差
	一些神经阻滞剂可有效控制抽动
	多巴胺激动剂会加重抽动
	对抽动障碍提出了广泛的心理学机制,从精神分析到经典行为主义
	抽动动作与对突然的刺激性不随意惊跳反应相似

(With permission from Puri BK, Laking PJ, Treasaden IH 2003 Textbook of psychiatry, 2nd edn. Churchill Livingstone, Edinburgh)

Asperger 综合征

临床特征

这一疾病的特征像典型的孤独症那样,患者有同样类型的社会交往异常,伴有兴趣和活动的局限、刻板和重复,但是与孤独症的主要区别在于患者语言或认知的全面发育延迟(ICD-10)。至成年早期可能会出现精神病发作。

DSM-Ⅳ-TR 中 Asperger 障碍的诊断标准

A. 社会交往的质量受损,表现为下述的至少 2 项:

(1)多种调节社会交往的非语言性行为(如眼对视、面部表情、躯体姿势和手势)的使用有明显的损害。

(2)不能建立与发育水平相称的同龄人关系。

（3）不能自发地寻求与别人分享愉快、兴趣或成就的能力（如不会给别人显示、带来或指出有兴趣的事物）。

（4）缺乏社会交往或与别人情感交流。

B. 行为、兴趣和活动的模式有限、重复和刻板，表现为下述的至少 1 项：

（1）全神贯注于一种或多种刻板的和有限的兴趣模式，兴趣的模式、强度和集中程度是异常的。

（2）顽固地坚持一些特殊的、无作用的常规或仪式。

（3）刻板的和重复的作态动作（例如手或手指拍动或扭转或复杂的全身运动）。

（4）持久全神贯注于物体的某些部分。

C. 障碍引起明显的苦恼或社交、职业或其他重要方面功能的显著损害。

D. 不存在具有临床意义的言语发育的一半延迟

E. 不存在具有临床意义的认知发育或与年龄相称的自助技能、适应行为（除了社交交往外）和儿童对环境的好奇心的发育延迟

F. 症状标准不符合其他特殊的全面发育障碍或精神分裂症。

流行病学

性别比率

男女比例为 6∶1～8∶1。

病因学

病因不明。

预后

这种异常有明显延续到成年活的倾向。大多数人能够工作，但很少有人能够与他人建立良好的关系。

儿童虐待

当评估那些怀疑可能是受虐待的儿童或青少年时，要对其付出巨大的爱心，以便把其受到的躯体和心理的创伤减到极小。可能出现各种类型的儿童虐待包括：

- 躯体虐待
- 性虐待
- 中毒
- 窒息
- 情感忽视
- 代用物质 Münchhausen 综合征

躯体虐待或称为非意外伤害的类型包括血肿、骨折、创伤和烧伤。Wyatt 等人（Wyatt JP，Illingworth RN，Clancy MJ et al 1999 Oxford handbook of accident ad emergency medicine. Oxford University press，Oxford）已经总结了可能引起怀疑程度增加的医疗史的特征：

- 损伤情况与病史叙述相矛盾
- 损伤与年龄发育阶段不相符
- 不断改变的受伤史
- 病史模糊，缺乏具体细节
- 拖延就医时间

- 父母对孩子的态度异常（例如表现缺乏关心）
- 频繁到急症室

为了对儿童虐待案例进行面谈调查，研究童年期虐待的美国专家组出版了下列实践指南（American Professional Society on the Abuse of Children 2002 Investigative interviewing in cases of alleged child abuse: practice guidelines. American Professional Society on the Children，Chicago）：

- 儿童面谈检查的时间应尽可能接近事件发生的时间
- 对儿童进行评估要确定当前他（她）在躯体上或心理上是否能够接受面谈
- 对安全的考虑要小心谨慎，同时也要考虑到延长访谈时间给患者带来的影响
- 如果可能的话，面谈应该在中性的地方实施。对于反映强烈的患者面谈通常是口述，例如对在 72 小时内受到过攻击的孩子应该在急诊室会见。要能够给孩子提供一个安全的地方，在这里他们才会说出这些信息
- 对于一些孩子，一次面谈就可获得全面的事情经过。无论如何，都需要实施足够的面谈检查（次数只要够用就可以）以获得完整、准确的资料。不同面谈者对孩子反复的面谈会让人泄气，并且会对所发现内容的完整性造成影响
- 必须保证调查面谈所得资料的准确性
- 为了保证面谈的格式和记录的一致性，最好是进行一次面谈检查
- 面谈本身由引言、关系的建立、发育史筛查和作证

能力检查构成。在后半部分，一些情况要求面谈者能够确定孩子是否明白或者能够分辨出真话和假话的不同

对儿童虐待有任何的怀疑，都要把这一病历提交到在这一领域有专业技术的资深同事，例如儿科、儿童和青少年精神医学或急症医学的会诊医师，这些人都能够安排下一步需要进行的适当程序。

（张顺译，王丽萍校）

第 12 章

学习能力低下
（精神发育迟滞）

ICD-10 中认为精神发育迟滞是一种精神发育不全或受阻的情况，以患者在发育阶段所表现的技能损害为主要特征，这些技能（如认知、语言、运动和社会能力）构成了智能的总体水平。精神发育迟滞的发生可伴有或不伴有任何其他精神或躯体情况。

患有这一疾病的患者以各种表现被人们所认识，如学习能力低下、学习困难，尤其是过去英国称为精神残障。

分类

通过下面的公式计算智商：

IQ ＝（心理年龄/实足年龄）×100

如表 12.1 中所示，ICD-10 以智商为基础，把精神发育迟滞分成几组。

患病率

精神发育迟滞的总体患病率在 2% 左右。表 12.2 显示各种类型的患病率，表 12.3 显示各类所占的比例。

虽然 IQ 值符合正态分布，其均值为 100，标准差为

15，但是人群中 IQ 的实际频度分布是偏态的，如图 12.1
所示。低 IQ 值的"过剩案例"（超出智商的理论频率分布
范围之上的那部分案例）中包含基因和染色体异常的
个体。

表 12.1　精神发育迟滞依据 IQ 值的分类

精神发育迟滞的程度	智商范围
轻度	50～69（含 69）
中度	35～49（含 49）
重度	20～34（含 34）
极重度	20 以下

表 12.2　精神发育迟滞的患病率

精神发育迟滞的程度	患病率（%）
轻度	1.5
中度和重度	0.5
极重度	0.05

表 12.3　精神发育迟滞各类型病例所占比例

精神发育迟滞的程度	占精神发育迟滞总体病例数的比例（%）
轻度	75
中度	20
重度	5
极重度	<1

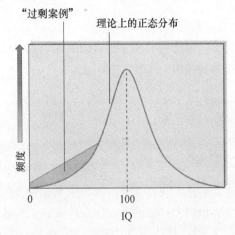

图 12.1 智商（IQ）的分布频率

（With permission from Puri BK，Laking PJ，Treasaden IH 2002
Textbook of psychiatry．Churchill Livingstone，Edinburgh．）

轻度精神发育迟滞

自理和生活技能

大多数患者能够达到完全独立自理的程度（进食、洗漱、穿衣、控制排尿和排便）。他（她）们可以结婚并拥有一份工作。

语言和沟通技能

大多数患者能在正常情况下运用语言并能保持会话。

教育

患者许多在阅读和书写方面有困难，但是他们可以从以发展技能为目的的特殊教育中获益。

中度精神发育障碍

自理和生活技能

患者自理和运动技能发育受阻，但是通过监管，日常生活通常能够达到大部分的独立。一些成年人能够完成简单而实用的工作。

语言和沟通技能

患者语言的理解能力和应用能力发育缓慢，并且最终发育受限，但通常能够进行适当的交流。

教育

通常患者学习进程受限，但是以发展其有限的潜力为目的的特殊教育能够使其受益。

重度精神发育迟滞

自理和生活技能

患者自理和运动技能的发育显著受阻，并且许多患者需要大量的帮助和监管。

语言和沟通技能

患者语言的理解能力和应用能力发育非常受限，通常不能通过语言交流。

教育

患者学习进程非常受限。

. . . .

极重度精神发育迟滞

自理和生活技能

满足他们自己基本需要的能力严重受限，需要长期帮助和监管。

语言和沟通技能

患者语言的理解能力严重受限。大多数患者仅能通过非常有限的非语言的方式进行交流。

教育

患者学习能力极度受限。

. . . .

躯体疾病

与无学习能力低下相比，下列躯体疾病更常见于学习能力低下的人：

- 癫痫
- 运动障碍，例如：
  - 痉挛状态
  - 共济失调
  - 手足徐动症
- 呼吸系统疾病
- 胃肠反流性疾病
- 幽门螺杆菌感染
- 言语缺陷
- 牙病
- 感觉受损，例如：
  - 视力缺陷
  - 听力缺陷
- 由于下列因素导致外伤、跌倒、意外伤害及死亡的危险增加：
  - 感觉受损
  - 癫痫
  - 运动障碍
  - 骨质疏松
  - 多种药物疗法

精神疾病

精神疾病的症状经常发生变化。

精神分裂症

思维贫乏非常常见，妄想和幻觉不复杂。精神分裂症运动障碍的表现与非精神病性精神发育迟滞的表现相似。

心境障碍

情感一天的变化可以表现为行为紊乱一天的变化。其他生物学症状通常是存在心境障碍的很好的依据。

病因学

IQ 低于 50 的患者大脑常会出现器质性病理改变，但轻度精神残障的患者则很少出现。图 12.2 显示了与精神发育迟滞有关的常见的或周知的疾病发病频率。

唐氏综合征

这是引起精神发育迟滞的一个常见原因，其发生率在 1/700～1/600 活产之间；95％ 是由于减数分裂期间 21 号染色体没有分裂而形成三体所致，4％ 是由于 21 号染色体易位所引起，剩下的是嵌合体。大多数唐氏综合征婴儿的母亲生产年龄都在 35 岁以上（图 12.3）。

唐氏综合征的特点是头发育迟缓、眼距增宽、睑裂倾斜、布鲁什菲尔德斑、口鼻小、舌体水平沟纹、高腭弓、耳畸形、颈部和手宽而短、通关手、小指屈曲、关节运动范围增大且张力过低（图 12.4）。同时白内障、癫痫、先天性心脏病、脐疝、呼吸道感染和急性白血病等患病率增加。

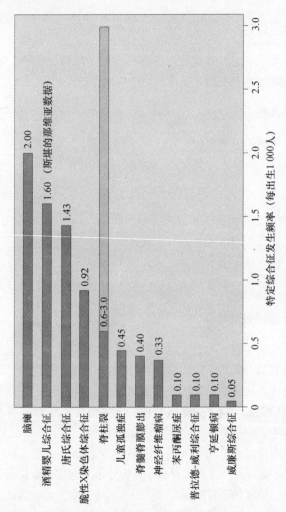

图 12. 2　与精神发育迟滞有关的特定综合征的发生频率
（每出生 1 000 人）

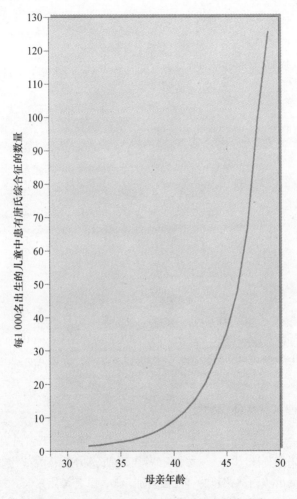

纵轴: 每1 000名出生的儿童中患有唐氏综合征的数量

横轴: 母亲年龄

图 12.3 随母亲年龄增加的唐氏综合征发生率

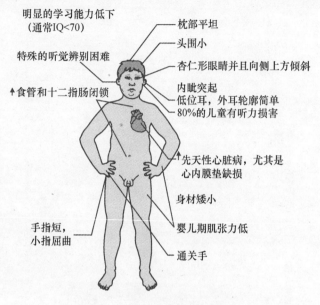

明显的学习能力低下
（通常IQ<70）

特殊的听觉辨别困难

↑食管和十二指肠闭锁

枕部平坦

头围小

杏仁形眼睛并且向侧上方倾斜

内眦突起
低位耳，外耳轮廓简单
80%的儿童有听力损害

先天性心脏病，尤其是
心内膜垫缺损

身材矮小

婴儿期肌张力低

通关手

手指短，
小指屈曲

图 12.4　唐氏综合征的临床特征

（With permission from Puri BK, Laking PJ, Treasaden IH 2002 Textbook of psychiatry. Churchill Livingstone, Edinburgh.）

脆性 X 染色体综合征

常见于男性，0.1%的人受累，耳大而软、下颌前突和巨睾丸（图 12.5）。女性患者出现肌张力低、关节过伸、耳突出和面部狭长的可能性增加；1/3 患者智能减低。

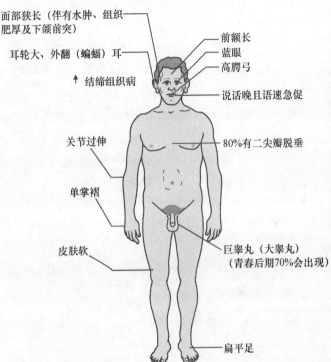

学习能力低下（只占临床特殊的10%）

面部狭长（伴有水肿、组织肥厚及下颌前突）

耳轮大、外翻（蝙蝠）耳

↑ 结缔组织病

关节过伸

单掌褶

皮肤软

前额长

蓝眼

高腭弓

说话晚且语速急促

80%有二尖瓣脱垂

巨睾丸（大睾丸）
（青春后期70%会出现）

扁平足

图 12.5　脆性 X 染色体综合征的临床特征

（With permission from Puri BK，Laking PJ，Treasaden IH 2002
Textbook of psychiatry．Churchill Livingstone，Edinburgh．）

儿童孤独症（Kanner 综合征）

其特征为广泛的、极其严重的不能发展社交关系（自我封闭）、言语和语言发育迟缓、仪式性及强迫性行为，其发病都在 30 个月以前（图 12.6）。社区中儿童患病率为 2/10 000。当包括严重的精神发育迟滞的患者时，发病率会增加。孤独症可发生于伴有各种 IQ 水平的人，但是 75％孤独症患者出现明显的学习能力低下（精神发育迟滞）。

表 12.4 中包括了精神发育迟滞的其他不常见原因。

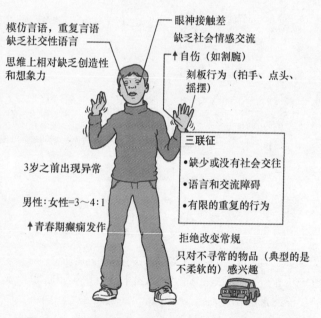

模仿言语，重复言语
缺乏社交性语言

思维上相对缺乏创造性
和想象力

眼神接触差
缺乏社会情感交流

↑自伤（如割腕）

刻板行为（拍手、点头、摇摆）

三联征

• 缺少或没有社会交往

• 语言和交流障碍

• 有限的重复的行为

3岁之前出现异常

男性：女性=3～4:1

↑青春期癫痫发作

拒绝改变常规
只对不寻常的物品（典型的是
不柔软的）感兴趣

图 12.6 儿童孤独症（Kanner 综合征）的临床特征

（With permission from Puri BK, Laking PJ, Treasaden IH 2002 Textbook of psychiatry. Churchill Livingstone, Edinburgh.）

表 12.4 学习能力低下的原因

遗传	常染色体显性遗传	斑痣性错构瘤病（结节性硬化症、多发性神经纤维瘤病、Hippel-Lindau 综合征、Sturge-Weber 综合征）、亨廷顿病、肢端肥胖体（功能障碍）综合征
	常染色体隐性遗传	苯丙酮尿症、高胱氨酸尿症、半乳糖血症、泰-萨克斯病，Hurler 综合征
	伴 X 染色体	脆性 X 染色体综合征、莱施-奈恩综合征、Rett 综合征
染色体异常		唐氏综合征、18 三体综合征、13 三体综合征、猫叫综合征、3X 染色体综合征
母亲感染		妊娠 16 周内感染（病毒性）风疹、弓形体病、巨细胞病毒、先天性梅毒、李斯特菌病
儿童期感染		脑炎、脑膜炎
头颅畸形		脑积水、小头畸形
营养和中毒性因素		胎盘功能异常、营养不良、低血糖、酒精婴儿综合征、铅中毒
缺氧		
外伤		意外受伤、儿童虐待、围生期创伤

（张顺译，王丽萍校）

第 13 章

老年精神病学

很多国家老年人占总人口的比例将持续快速地增长。例如，1994 年，美国 85 岁以上的人口有 350 万，比 1990 年的数据增加了约 28 倍。2000 年是 420 万，预计到 2040 年将增加到 1 280 万。65 岁以上人群有 1/4 罹患精神疾病，最常见的是痴呆和抑郁。

对老年人的服务

英国国家卫生服务体系中老年精神卫生服务的发展尤其强大。可以说每个人员集结区的每一位超过一定年龄的老年人都可以享受到多学科综合小组的服务，其中就包括精神病专家和社区精神科护士。他们提供家庭评估、社区护理、日间住院护理、暂时性住院以及与老年内科医生联络等服务。

精神障碍

谵妄

谵妄在有躯体疾病倾向的老年人中相对常见。

痴呆

痴呆的患病率随着年龄的增长而增加。老年人中最常见的痴呆是阿尔茨海默病，其次是多发性梗死性痴呆。一定要把抑郁性假性痴呆作为这一年龄组一个重要的鉴别诊断牢记在心。

痴呆的治疗应包括：

- 定期到提供照料的工作人员处暂时性住院
- 社区精神科护士提供并联系全科医师和精神病专家
- 职业治疗有助于评估和促进患者潜在的能力
- 现实定向和怀缅疗法
- 如果痴呆进一步发展，则需要住在庇护所预定铺位或长期住院
- 定期预约眼科医师以便早期发现白内障和青光眼
- 定期预约牙医检查牙齿情况，如果有必要，要更换不好的义齿
- 对不能行走的患者治疗相关的足病
- 物理治疗有助于运动功能的恢复，缓解肌肉和关节疼痛
- 控制功能顾问能够对排尿和排便失禁进行评估、建议，有时也会进行治疗
- 许多国家都提供了护理津贴、流动津贴和残疾看护津贴
- 日间医院和（或）地方当局的日间中心

非法定的志愿机构是提供支持的一个重要资源。在英国，这些机构包括老年关怀、阿尔茨海默病社团、老年救

助和市民意见办公室。地方性规划包括提供座椅、访视和照顾小组、庇护所项目、提供读书报服务。

如第 3 章所述，下面列出的药物对于阿尔茨海默病的治疗是有效的：

- 多奈哌齐——一种可逆性乙酰胆碱酯酶抑制剂
- 加兰他敏——一种可逆性乙酰胆碱酯酶抑制剂和烟碱性受体激动剂
- 美金刚——一种 NMDA 受体拮抗剂
- 卡巴拉汀——一种可逆性非竞争性乙酰胆碱酯酶抑制剂

抑郁症

老年抑郁患者其表现可能不典型：

- 激越性抑郁症
- 症状被共存的躯体疾病所掩盖
- 轻视或否认情绪低落
- 疑病症
- 主诉孤独
- 主诉与器质性病变不相称，不明原因的疼痛
- 由神经质症状起病
- 抑郁性假性痴呆
- 行为紊乱（例如拒食、攻击行为、入店行窃、酒精滥用）

抗抑郁药物治疗通常是一线治疗。对于难治病例施予电抽搐治疗（ECT）会取得较好的疗效。与社会隔绝的老年抑郁症患者自杀风险高，要给予积极的治疗。

假性痴呆（抑郁症）和痴呆（阿尔茨海默病）的区别

假性痴呆这个术语用于描述表现为器质性痴呆，但却是功能性疾病，可以由任何功能性疾病所引起，实际上我们认为抑郁症就是这种表现。表 13.1 概述了假性痴呆和痴呆重要的不同之处。

妄想痴呆

ICD-10 中"妄想痴呆（迟发）"属于"妄想性障碍"。老年人中妄想性痴呆的患者更可能出现于独自一个人生活而且感觉功能受损的人，例如视力或听力差。所以对表现有妄想性障碍的老年患者应该进行视力和听力检查。主要的治疗方法是应用抗精神病药物，剂量要小。社会服务的介入和住日间医院对社会隔绝有益。

药物治疗

药物不良反应

给老年人开具药物处方前应谨慎考虑药物的不良反应。例如，抗精神病药和三环类抗抑郁药能引起体位性低血压，这一情况可能会使患者摔倒甚至发生骨折。口干会使老年人戴义齿感到困难。尿潴留会导致无尿。对心血管会引起心肌梗死或脑梗死。中枢的抗胆碱作用对于老年人来说是很危险的，如注意力和记忆损害、谵妄。

药物过量

老年人会经常发生药物过量的情况，而这会导致不良反应的风险增加和对治疗不依从。因此在药物治疗中要仔细进行检查。

镇静药和抗焦虑药

包括苯二氮䓬类药物在内的镇静药和抗焦虑药，在老年人群中存在过度处方现象。这除了导致依赖问题外，在老年人这一年龄阶段因其对药物敏感度的增加还导致了走路不稳、镇静时间过长及认知和精神运动行为损害。

痴呆的药物治疗

第 3 章列出了英国 NICE（国家临床评价鉴定机构）指南对轻度和中度阿尔茨海默病的辅助治疗方案，其要求这些患者的简易精神状态检查（MMSE）得分都在 12 分以上（MMSE 在第 1 章中有详细叙述）。

表 13.1　假性痴呆和痴呆的区别

	假性痴呆（抑郁症）	痴呆（阿尔茨海默病）
病史		
发病	通常发病日期较明确	通常不明确
症状发展	迅速	缓慢
抑郁症家族史	较常见	较少见
既往抑郁症病史	较常见	较少见
对记忆丧失的主诉	常见	罕见
能力丧失	患者经常强调	患者经常掩盖
精神状态检查		
外表和行为	患者往往表达他们的痛苦	患者往往不会表达他们的痛苦

	假性痴呆（抑郁症）	痴呆（阿尔茨海默病）
情绪	抑郁	可能不稳定
回答问题	经常以"不知道"作答	多为错误回答
特殊记忆缺失	常见	少见
任务的完成	较少做出努力	会尽力去做
特殊检查		
MRI 或 CT	很少有脑萎缩的证据——但通常是存在的	脑萎缩和脑室扩大
EEG	通常是正常的	常见明显的慢波活动
SPECT	通常局部脑血流图正常	顶颞叶和额叶缺血常见

（张顺译，王丽萍校）

第 14 章

自杀和准自杀

为了评估患者自杀风险，重要的是弄清自杀的人和自伤后生存下来的人（准自杀或故意自我伤害）的区别。

自杀

流行病学

性别比率

常见于男性。

年龄

常见于 45 岁以上的人群。

婚姻状况

离婚、独身或丧偶的人群中自杀率最高。已婚人群中自杀率最低。

社会阶层

处在社会第Ⅰ和第Ⅴ阶层的人群自杀率最高。

就业

与就业缺乏有关，包括失业和退休。

季节

春季和夏初自杀率最高。

病因学

精神疾病

自杀者有 90% 患精神疾病，尤其是：

- 抑郁发作：实际上许多人使用他们所服用的抗抑郁药（三环类抗抑郁剂和单胺氧化酶抑制剂）来自杀，新型抗抑郁药（SSRI、RIMA、NARI、SNRI 和 NaSSA，见 16 章）在过量时较安全。
- 酒精依赖
- 违禁药物滥用
- 人格障碍
- 慢性神经症
- 精神分裂症，尤其伴有情绪低落的年轻男性

躯体疾病

自杀常伴随：

- 慢性疼痛疾病
- 癫痫

准自杀

有过自杀行为之后，在第二年自杀成功的风险大约是普通人群的 100 倍。

评估

询问任何有关自杀的想法是非常重要的（没有证据表明这种问题会导致自杀观念及发生自杀行为）。一旦发现任

何自杀的想法，则要探究产生这些想法的原因及其想采取何种方式。

我们要严肃地对待说诸如没有前途或正想自杀这类话所产生的后果。自杀成功者中大多数人事先都曾经对某些人表达过自杀的想法；2/3 的人在前 1 个月曾经到全科医师那就诊。1/4 的人死前是精神科门诊患者，他们中的一半在死前 1 周曾就诊于精神科医师。

除了要寻找上述精神和躯体疾病的证据之外，还要寻找孤独和社会接触减少或丧失的证据。亲戚和朋友也应参与检查并从中获得任何有关丧失的信息，例如人际关系的破裂、亲属或亲密朋友的死亡、失业、经济受损失或社会地位的丧失（例如因入店行窃而被捕之后）。

治疗

自杀风险非常高的患者应住院治疗，如果需要也可以强制。患者和医务人员之间应建立良好的信任关系，以使患者感到不受拘束地明确表达他（她）的感受和自杀的想法。要拿走任何潜在的致命性工具（如尖锐的物体和腰带）。应对患者进行连续不断的观察，要穿着宽松裤子（没有绳带）或整天穿着睡衣。

对所有精神障碍都应进行适当的治疗。严重抑郁发作需要做电抽搐治疗（ECT），因为此治疗比抗抑郁药物起效更快。

准自杀（故意自伤）

准自杀是指任何患者有意自行所为的拟自杀行为，但没有导致致命的后果。这种行为包括自伤、服用一定量的超过治疗剂量或他（她）平常摄入量的物质（如果真有的话），并且他（她）相信这一物质是有药理活性的。

采取的方式

在英国，90％的案例所采用的方式是故意服药自体中毒。其中许多案例使用处方药，例如抗抑郁药。不用处方也能买到的对乙酰氨基酚超量服用时尤其危险，仅 10 g 就会导致严重的肝细胞坏死；导致那些过量服用后后悔或不是真的想死的患者在几天之内发展成为脑病、出血、脑水肿，直至死亡。

流行病学

性别比率

常见于女性。

年龄

常见于 45 岁以下的人群，尤其是 15～25 岁者。

婚姻状况

离婚、独身和青少年时已婚女性的发生率最高。

社会阶层

低社会阶层的人群发生率最高。

就业

与失业有关。

地域分布

常见于城市中存在以下问题的地区：

- 高失业率
- 极其拥挤
- 社会流动性高
- 青少年犯罪率高
- 性传播疾病发生率高

病因学

生活事件

与普通人群相比，有准自杀行为的人，其前 6 个月内更常见有生活事件发生，例如：

- 人际关系的破裂
- 被法律问题所困扰
- 躯体疾病
- 亲人患病

易感因素

包括：

- 夫妻关系问题，如对配偶不忠
- 失业
- 躯体疾病，尤其是癫痫
- 学习能力低下
- 父母年轻时去世
- 父母对其忽视或虐待

精神疾病

准自杀的大多数病例都伴有精神疾病，尤其是：

- 抑郁发作，尤其是中年女性更为严重
- 恶劣心境，更常见于年轻的有自杀企图的人
- 酒精依赖
- 人格障碍

评估

有过准自杀行为之后，确定患者当时所存在的自杀意图的程度是很重要的，包括以下问题的回答（based on Hawton K, Catalan J 1987 *Attempted suicide：a practical guide to its nature and management*，2nd edn. Oxford University Press, Oxford)：

- 患者如何解释其企图可能的原因和目的？
- 患者现在还打算死吗？
- 患者所面临的问题是什么？
- 患者有精神疾病吗？如果有，那么它与自杀企图有什么关系？
- 患者的应对资源和支持是什么？
- 何种帮助可能适合患者？患者愿意接受这种帮助吗？

以下情况表明自杀意图强烈：

- 事先计划
- 很警惕以免被发现
- 自杀后没有求救
- 使用很危险的方法，例如开枪、溺水、上吊或触电
- 决定性行为，例如立遗嘱或留下自杀的便条
- 事先全面的精心策划
- 准自杀意图

治疗

有过准自杀行为的患者应该给予恰当的医学治疗。尽快对患者做出全面的评估，对其所患的任何精神疾病都应给予恰当的治疗。

反复出现自杀企图的因素包括：

- 曾有过准自杀行为
- 曾接受过有关精神疾病的治疗
- 社交紊乱型（反社会型）人格障碍
- 酒精依赖
- 违禁药品滥用史
- 有犯罪记录
- 低社会阶层
- 失业

有准自杀行为后自杀风险增加的因素包括：

- 自杀意图强烈
- 有精神疾病
- 之前有过自杀企图
- 与社会隔绝
- 年龄超过 45 岁
- 男性
- 失业或退休
- 患慢性疼痛性疾病

（张顺译，王丽萍校）

第 15 章　　与月经和妊娠有关的精神障碍

本章简要介绍经前期综合征（黄体末期烦躁不安症）、产后忧郁、产褥期精神病和产后抑郁症。

经前期综合征

临床特征

心理和躯体症状反复出现，在排卵和月经开始之间，当月经一开始便结束。心理症状包括易激惹、焦虑、紧张、疲劳和抑郁。经前期综合征常见的躯体症状和体征包括：

- 头痛
- 痤疮
- 体重增加
- 乳房压痛、肿胀
- 背痛
- 胃痉挛
- 肿胀感
- 手指和踝关节肿胀

流行病学

比率

30％～80％的经期妇女会出现。

发病年龄

月经初潮之后。

病因学

有人提出经前期综合征与内分泌（例如黄体酮减少）、代谢和体液平衡理论有关。

治疗

没有哪一种治疗方法证明持续有效。这些治疗包括黄体酮、口服避孕药、溴隐亭、维生素 B_6（吡多辛）、利尿剂和抗抑郁药，例如选择性 5-羟色胺再摄取抑制剂（SSRIs）。支持性心理治疗和放松疗法与药物疗法效果相当。

产后忧郁

临床特征

分娩后（产后）或产妇忧郁表现为短暂性情绪紊乱，包括短期发作的激惹、哭泣、抑郁和情绪不稳定，发生于产后第 1 周。

流行病学

比率

有超过 50% 的母亲出现。

发病时间

产后三四天症状达高峰。

既往妊娠史

常见于首次妊娠的妇女。

病因学

内分泌和代谢因素较重要。

治疗

通常需要做的就是保证和解释，向患者说明这些症状只是短暂的。

产褥期精神病

临床特征

在产后会发生三种类型的精神病：情感型、精神分裂症型和急性器质性型。

流行病学

比率

约每 500 活产中有 1 例。

发病

通常在产后 3～14 天。

各亚型患病率

情感型为 70%～80%，精神分裂症型为 20%～25%。现在器质性精神病在西方国家非常罕见。

既往妊娠史

常见于首次妊娠的妇女。

病因学

易感因素包括在非产褥期患有精神疾病，尤其是遗传因素。分娩后的内分泌改变可能是一个诱发因素。

治疗

住院

通常需要住院治疗，并且应该保证母婴同室，以便在母亲病重时由护理人员照顾婴儿，而在母亲病情好转后由母亲来照顾。婴儿与母亲的密切接近可促进依恋关系形成并减少母亲的内疚感。

治疗

和上一章所描述的一样。如果给母亲服用的药物大量分泌到乳汁中，就不得不停止母乳喂养。对于一些严重的抑郁症病例应该给予电抽搐治疗（ECT），因为此治疗起效迅速，可以使母亲很快便能够重新照顾孩子。

预后

大多数能完全康复；情感型比精神分裂症型预后好。产褥期精神病的复发率在 14%～20%，而非产褥期精神疾病的风险可高达 50%。

· ·

产后抑郁症

临床特征

非精神病性抑郁是最重要的产褥期神经症，表现为对婴儿健康的过度焦虑、自责、睡眠紊乱、抑郁症状、自杀观念、害怕伤害婴儿或排斥婴儿。

流行病学

比率

10%～15% 的母亲会出现。

发病

通常在产后 2～6 周。

既往妊娠史

与既往妊娠史无关。

病因学

既往精神病史、近期应激性生活事件都是易感因素；如果在产后第 1 周内情绪不稳定，则发展为产后抑郁症的风险更大。

治疗

包括抗抑郁药物治疗，给患者以保证和咨询。

预后

90％的病例症状持续少于 1 个月；约 4％的病例会持续到产后 1 年。

（张顺译，王丽萍校）

第 16 章

治疗

从躯体、心理和社会等方面来考虑各种治疗方式对于临床实践是有益的。

躯体治疗

药物疗法（药物治疗）

如前言所述，强烈建议读者在开具处方时要经常参考最新版药典。在英国就是最新版的《英国国家药典》。

抗精神病药（神经阻滞药）

主要用途

用于治疗精神分裂症、躁狂急性期症状、器质性疾病和精神活性物质使用导致的精神症状等。

英国国家临床评价鉴定机构（NICE）于 2002 年 6 月发布了以下非典型抗精神药治疗精神分裂症的指南：

- 新诊断的精神分裂症应首选非典型抗精神药（如氨磺必利、奥氮平、喹硫平、利培酮和佐替平）治疗
- 治疗精神分裂症急性发作，当无法与患者讨论时应考虑选用非典型抗精神病药

- 当患者不能耐受传统抗精神病药物的不良反应时应选用非典型抗精神病药
- 患者先前的症状因控制不佳而复发时应选用非典型抗精神病药
- 传统抗精神病药能完全控制症状而且患者没有不能耐受的不良反应时不需要换用非典型抗精神病药
- 连续使用过 2 种或 2 种以上（其中至少一种是非典型抗精神病药）抗精神病药治疗精神分裂症，并且每一种药物都持续使用至少 6～8 周的时间，仍不能很好控制时应使用氯氮平

（注意，阿立哌唑是在 NICE 出版了上述指南后才引入英国市场的）

代表药

典型（传统的或者经典的）抗精神病药包括氯丙嗪、氟哌啶醇、三氟拉嗪、氟奋乃静、珠氯噻醇和氟哌噻吨。非典型抗精神病药包括氨磺必利、阿立哌唑、氯氮平、奥氮平、喹硫平、利培酮和佐替平。

作用形式

典型抗精神病药引起中枢神经多巴胺 D_2 受体的突触后阻断。非典型抗精神病药对其他受体的作用强于典型抗精神病药，例如其他多巴胺受体和 5-羟色胺（5-HT）受体。

给药途径

氯丙嗪可以通过口服、肌内注射和直肠栓剂给药。缓释剂通过深部肌内注射给药，一般间隔 2～8 周（例如典型抗精神病药三氟噻吨癸酸酯、癸氟奋乃静、癸酸氟哌啶醇、棕榈

哌泊塞嗪和珠氯噻醇癸酸酯以及非典型抗精神病药利培酮)。

主要副作用

结节漏斗部的多巴胺能拮抗作用导致高泌乳素血症，依次引起溢乳、男性乳腺发育、月经紊乱、精子数减少和性欲减退。

黑质纹状体的多巴胺能拮抗作用引起锥体外系副作用(帕金森病、肌张力障碍、静坐不能和迟发性运动障碍)。非典型抗精神病药引起锥体外系副作用的风险较低。

外周抗毒蕈碱作用(抗胆碱能)会引起口干、视物模糊、尿潴留和便秘。

中枢抗毒蕈碱作用会引起抽搐和发热。

抗肾上腺素能作用会引起体位性低血压和射精不能。

抗组胺能作用可引起嗜睡。

严重的副作用是神经阻滞剂恶性综合征，是一种罕见但是有潜在致命危险的中毒性谵妄状态，以发热、意识水平波动、肌肉强直和自主功能障碍(心动过速、血压不稳、面色苍白、出汗和尿失禁)为特征；异常的检查结果包括肌酐磷酸激酶升高、白细胞数目(WBC)增加和肝功能试验异常。神经阻滞剂恶性综合征需要紧急治疗。

长期大剂量氯丙嗪治疗会导致眼睛和皮肤改变(例如晶状体和角膜混浊)，皮肤、结膜、角膜和视网膜出现紫色色素沉着环。

氯氮平的一个严重副作用是中性粒细胞减少，因此需要定期进行血液监测。一些非典型抗精神病药(尤其是氯氮平、奥氮平和佐替平)会引起心电图改变，所以基线时及使用药物治疗后要定期进行心电图检查。倘若患者已经在服用其他能引起 QT 间期延长的药物，那么在给其开具处方时要更加注意（舍吲哚这种非典型抗精神病药与猝死有关；目前英国仅限用于指定患者）。如果患者有心血管疾病或者有癫痫病史以及老年患者，欲使用非典型抗精神病药时也要提高警惕。

已发现非典型抗精神病药奥氮平和利培酮会增加老年痴呆患者卒中危险，英国药品安全委员会（CSM）发布以下建议：

- 利培酮或奥氮平不能用于治疗痴呆患者的行为症状
- 老年痴呆患者出现急性精神病状态时，在专家指导下可以短期使用利培酮，奥氮平不得治疗急性精神病
- 治疗有卒中或者短暂性脑缺血发作病史的患者时要认真考虑脑血管病发作的可能性；也要考虑脑血管病的危险因素（如高血压、糖尿病、吸烟和心房颤动）

一些非典型抗精神病药会出现体重增加、高血糖症和偶发的 2 型糖尿病等副作用，尤其是氯氮平和奥氮平。因此患者定期测体重并定期检测血糖。

抗毒蕈碱（抗胆碱能）药物

主要用途

用于治疗抗精神病药引起的帕金森症状。不能常规使用，只有在出现帕金森综合征时使用。

代表药

苯扎托品（benzatropine）、奥芬那君、丙环定和苯海索（trihexyphenidyl）。

作用形式

抗毒蕈碱能作用。

给药途径

丙环定和苯扎托品可以口服、肌内注射和静脉给药。胃肠外给药用于治疗急性肌张力障碍（伸舌、做鬼脸、角弓反张、痉挛性斜颈或者动眼神经危象）。

主要副作用

抗胆碱能作用（见上述）可能加重迟发性运动障碍并影响记忆力。

锂盐

主要用途

锂盐用于预防双相情感障碍和复发性抑郁症，用于治疗难治性抑郁症、（轻）躁狂、攻击和自残行为［治疗（轻）躁狂时抗精神病药物作用比锂盐更快］。

代表药

碳酸锂和枸橼酸锂。

给药途径

口服给药。

监测

开始使用锂盐之前必须检查肾功能，因为锂盐通过肾代谢。

一旦开始治疗，由于锂盐的疗效/毒性比低，就要定期检测血浆锂浓度（以预防为目的时，服药后 $8\sim12\,h$ 的血锂浓度应保持在 $0.4\sim1.0\,mmol/L$）。此外，还要定期检测尿素、电解质和肌酐水平以检查肾功能。长期使用锂盐治疗会引起甲状腺功能异常，因此也要定期检查甲状腺功能。

主要副作用

　　胃肠道副作用、高频微颤、口干、多尿、多饮、体重增加和水肿（图 16.1）。不能使用利尿剂治疗水肿，因为

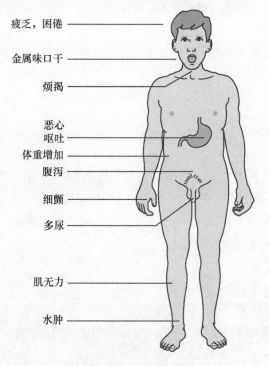

疲乏，困倦

金属味口干

烦渴

恶心
呕吐

体重增加

腹泻

细颤

多尿

肌无力

水肿

图 16.1　锂制剂的副作用

（With permission from Puri BK，Laking PJ，Treasaden IH 2002 Textbook of psychiatry. Churchill Livingstone，Edinburgh.）

噻嗪类和髓袢利尿剂会减少锂的排泄而引起锂中毒。

锂中毒的体征见图 16.2。

血锂浓度达到 2 mmol/L 会出现以下反应：四肢反射亢进和伸展过度、中毒性精神病、惊厥、晕厥、少尿、循环

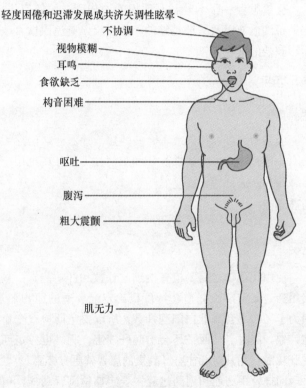

轻度困倦和迟滞发展成共济失调性眩晕
不协调
视物模糊
耳鸣
食欲缺乏
构音困难
呕吐
腹泻
粗大震颤
肌无力

图 16.2 锂中毒的体征

（With permission from Puri BK, Laking PJ, Treasaden IH 2002 Textbook of psychiatry. Churchill Livingstone, Edinburgh.）

衰竭、昏迷和死亡。

长期应用锂盐治疗会引起甲状腺功能紊乱（甲状腺肿大、甲状腺功能减退、甲状腺功能亢进）、记忆损害、中毒性肾损害和心血管改变（T波低平和心律失常）。

应给患者一张卡片，写明锂的副作用、如何使用锂、定期检测血液以及保证足够的液体供给、避免因饮食改变而影响盐的摄入。

卡马西平

主要用途

卡马西平可以替代或者合并锂盐治疗对锂盐治疗无效的双相情感障碍、难治性躁狂和难治性抑郁症，也用于治疗癫痫和三叉神经痛。

给药途径

口服。

监测

使用此药物之前要检查血细胞计数和肝功能。一旦开始用药，要定期检测血药浓度以确定最合适的药物剂量。因为卡马西平会降低白细胞计数，所以要定期检查全血细胞计数。同时卡马西平还会引起肝损害，所以也应定期检查肝功能；尤其对既往有肝病史的患者就更有必要。

同样，用药前和用药过程中要定期检测肾功能，包括尿液分析，因为卡马西平也会损害肾功能。

如果可能的话，在用药前和用药过程中还要做眼部检查（包括裂隙灯检查、眼底镜检查和眼压测量），因为有可能会出现眼部副作用（例如晶状体混浊和结膜炎）。

建议应告知患者及其家属如何辨别血液病、肝病或者皮肤疾病的临床特征，也应告诉他们如果出现发热、咽痛、皮疹、口腔溃疡、擦伤和进行性出血等情况则需要立即就医。

三环类抗抑郁药

主要用途

用于治疗抑郁症、强迫性障碍、广泛性焦虑障碍、惊恐障碍和恐怖障碍。低剂量可治疗儿童夜间遗尿症。

代表药

丙米嗪（镇静作用弱）、阿米替林（镇静作用较强）、氯米帕明和洛非帕明（毒性低）。

作用形式

通过抑制去单胺类的甲肾上腺素和 5-羟色胺（5-HT）的再摄取而起到抗抑郁作用，因此称为 MARIs（单胺再摄取抑制剂）。

由于抗胆碱能作用导致尿潴留，利用这一原理可用于治疗遗尿症。

给药途径

通常是口服给药。一些三环类抗抑郁药有供肌肉及静脉给药的剂型。

主要副作用

外周和中枢抗胆碱能副作用（例如口干、视物模糊、便秘、尿潴留、镇静和恶心)。

心血管副作用包括心电图改变(T 波低平、QT 间期延长和 ST 段压低)、体位性低血压和心律失常。

其他副作用详见图 16.3。

三环类抗抑郁药服用过量会出现中毒,引起心脏传导阻滞、心律失常、抽搐、呼吸衰竭、昏迷和死亡。

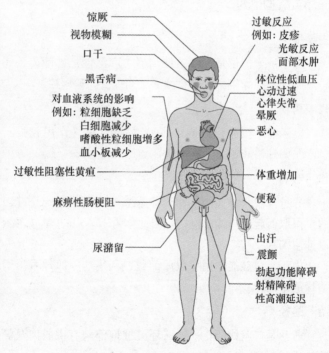

惊厥
视物模糊
口干
黑舌病
对血液系统的影响
例如:粒细胞缺乏
　　白细胞减少
　　嗜酸性粒细胞增多
　　血小板减少
过敏性阻塞性黄疸
麻痹性肠梗阻
尿潴留

过敏反应
例如:皮疹
　　光敏反应
　　面部水肿
体位性低血压
心动过速
心律失常
晕厥
恶心
体重增加
便秘
出汗
震颤
勃起功能障碍
射精障碍
性高潮延迟

图 16.3　三环类抗抑郁药的副作用

(With permission from Puri BK, Laking PJ, Treasaden IH 2002 Textbook of psychiatry. Churchill Livingstone, Edinburgh.)

选择性 5-羟色胺再摄取抑制剂（SSRIs）

主要用途

治疗抑郁性疾病、强迫性障碍、神经性贪食症、惊恐障碍、社交焦虑障碍、创伤后应激障碍、广泛性焦虑障碍。

代表药

氟伏沙明、氟西汀、舍曲林、帕罗西汀、西酞普兰和艾司西酞普兰。

作用形式

选择性抑制中枢 5-羟色胺的再摄取。

给药途径

口服。

主要副作用

因为作用于肠道 5-羟色胺受体而出现胃肠道症状（恶心、呕吐和腹泻）。偶见性功能障碍，尤其是射精延迟。

药物过量时是安全的。

选择性 5-羟色胺、去甲肾上腺素再摄取抑制剂（SNRI）

主要用途

治疗抑郁症和广泛性焦虑障碍。

代表药

文拉法辛。

作用形式

选择性抑制中枢去甲肾上腺素和 5-羟色胺的再摄取。

给药途径

口服。

主要副作用

与 SSRIs 药物相似，过量服用可能会出现高血压。

选择性去甲肾上腺素再摄取抑制剂（NARI）

主要用途

治疗抑郁症。

代表药

瑞波西汀。

作用形式

选择性抑制中枢去甲肾上腺素的再摄取。

给药途径

口服。

主要副作用

口干、便秘、出汗增多、失眠、体位性低血压和尿潴留（主要见于男性）。

去甲肾上腺素能和特异性 5-羟色胺能抗抑郁药（NaSSA）

主要用途

治疗抑郁症。

代表药

米氮平。

作用形式

通过对抗抑制性突触前 α-2 肾上腺素受体而增加中枢去甲肾上腺素的释放。还通过增强去甲肾上腺素到 5-羟色胺能细胞体的易化传入及对抗 5-羟色胺能神经元末梢抑制性突触前 α-2 肾上腺素受体而使 5-羟色胺的释放增加。

给药途径

口服。

主要副作用

镇静（通常于治疗几周内出现），食欲和体重增加。过量服用相对安全。

单胺氧化酶抑制剂（MAOIs）

主要用途

治疗其他抗抑郁药无效的抑郁症；伴有严重焦虑、非典型的、有疑病或者癔症性特点的抑郁症；非典型的、有疑病或者癔症性特点的恐怖症、广场恐怖症；强迫性障碍。

代表药

苯乙肼、异卡波肼和反苯环丙胺。

作用形式

抑制单胺氧化酶对单胺的代谢降解。

给药途径

口服。

主要副作用

MAOIs 通过抑制外周的升压胺类代谢而与含有酪胺的

食物有危险的相互作用，应用 MAOIs 治疗的患者饮食中的酪胺会导致高血压危象（奶酪反应）。应该避免的食物包括：

- 奶酪（除了脱脂乳粉制奶酪和奶油奶酪）
- 肉浸膏和酵母浸膏（例如牛肉汁、酸制酵母、奥克斯欧肉汁干块）
- 酒精（特别是基安堤、高度的葡萄酒和啤酒）
- 鲱鱼（腌制或熏制）
- 不新鲜的鱼、肉、禽类（如调过味的野味）
- 动物内脏
- 鳄梨
- 香蕉皮
- 蚕豆荚
- 鱼子酱

也要避免使用间接作用于拟交感神经的药物（如咳嗽合剂和鼻黏膜充血消除药）。

三环类抗抑郁剂与单胺氧化酶抑制剂的相互作用会出现危险，例如，反苯环丙胺与氯米帕明合用会导致死亡。

单胺氧化酶抑制剂需停用 2 周以后才可以使用三环类抗抑郁药或者 SSRI 类药物或相关抗抑郁药（NARI、SNRI、NaSSA）以及上述禁止食用的食品和药物。

如果患者最初使用 SSRI 类药物或者相关抗抑郁药（NARI、SNRI、NaSSA）治疗，则需停药 2～5 周（依 SSRI 而定）后才能使用单胺氧化酶抑制剂。

其他副作用包括抗胆碱能作用、肝毒性、食欲增加和体重增加。反苯环丙胺会产生依赖。

应给患者一张有关单胺氧化酶抑制剂治疗注意事项的

治疗卡。

可逆性单胺氧化酶 A 抑制剂 (RIMA)

主要用途

同单胺氧化酶抑制剂，也可治疗社交恐怖症。

代表药

吗氯贝胺。

作用形式

选择性并且可逆性地抑制单胺氧化酶 A 对单胺类的代谢性降解。

给药途径

口服。

主要副作用

这种药物具有可逆性，因此可以被其他物质置换，例如酪胺；并且其与食物和药物之间产生的相互作用比 MAOI 要少得多。少数患者对酪胺格外敏感，因此建议所有的患者不要大量食用富含酪胺的食物和拟交感神经药。

苯二氮䓬类药物

主要用途

用于严重的或功能受损的焦虑患者的短期治疗（2～4周）。仅用于严重的或功能受损患者的失眠症。苯二氮䓬类药物也可用作抗惊厥剂、肌肉松弛剂，用于麻醉术前用药、攻击行为的即刻治疗和酒精依赖的治疗。

代表药

- 长效——氯氮䓬、地西泮和硝西泮。
- 短效——劳拉西泮、氯甲西泮和替马西泮。

作用形式

与中枢的 γ-氨基丁酸（GABA）苯二氮䓬和氯通道复合体的 γ-氨基丁酸（GABA）受体相连的苯二氮䓬受体相结合。

给药途径

多数苯二氮䓬类药物都有口服、静脉、直肠和深部肌内注射的剂型。

主要副作用

精神运动损伤。

长效苯二氮䓬类药物如果被用作安眠药，则更易引起宿醉样作用。短效制剂则更容易引起戒断反应。

如果规律使用，最少 4 周就会产生依赖。突然停药会出现苯二氮䓬类药物戒断综合征，包括失眠、焦虑症状、情绪低、人格解体、现实解体、空间感知歪曲、耳鸣、蚁走感、感冒样症状、食欲缺乏和体重减轻、癫痫发作、意识混乱状态和精神病发作。

一次过量服用苯二氮䓬类药物相对安全，会引起困倦和睡眠。

氮杂螺环癸烷双酮类药物

主要用途

用于焦虑障碍的短期治疗和缓解焦虑症状。

代表药

丁螺酮。

作用形式

中枢 5-HT$_{1A}$ 部分激动剂。

给药途径

口服。

主要副作用

头晕、头痛、兴奋和恶心。不会引起依赖。

治疗酒精依赖的药物

双硫仑可用于预防性辅助治疗药物以防止酒精的摄入。规律地服用这种药物时摄入酒精会引起体内乙醛（醋醛、CH_3CHO、$MeCHO$）蓄积，导致全身不适反应（见第 4 章）。

长效苯二氮䓬类药物（如氯氮䓬）可用于减弱戒断症状，但是只能在有限的期限内使用（如 7～14 天，规律减量），以减少出现依赖的危险。

氯美噻唑（以前称氯美噻唑）递减可用于治疗酒精戒断症状，只适用于住院患者。氯美噻唑会引起依赖，如果判断患者可能会继续饮用含酒精的饮料则不能使用此药。

阿坎酸的使用见第 4 章。

治疗阿片类依赖的药物

美沙酮是一种阿片阻滞剂，替代疗法使用可减轻阿片类依赖者的戒断症状。

纳曲酮是一种阿片拮抗剂，可用于防止戒毒以后复发的辅助治疗，只能在专业诊所使用。

丁丙诺啡是一种阿片部分拮抗剂，需要舌下给药，可用于中度阿片依赖的替代疗法。

洛非西定是 α-肾上腺素能激动剂（可能是中枢性作用），可用于减轻那些有决心不使用阿片样物质的患者在戒断过程中的症状。

醋酸环丙孕酮

醋酸环丙孕酮是一种抗雄激素制剂，可用于控制严重的色情狂和（或）性欲倒错男性的性欲，其作用模式见图16.4。

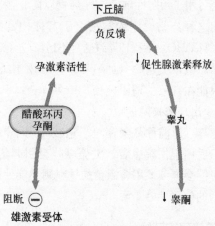

图 16.4 抗雄激素醋酸环丙孕酮的作用

（With permission from Puri BK，Laking PJ，Treasaden IH 2002 Textbook of psychiatry. Churchill Livingstone，Edinburgh.）

电抽搐治疗（ECT）

主要用途

可用于治疗药物治疗太慢或者对药物治疗无效的严重抑郁症（如有自杀高风险或者液体摄入不足难以维持肾功能的患者）、产后抑郁症、躁狂症、紧张型精神分裂症和分裂情感障碍。

治疗方法

双侧或者大脑非优势半球侧。

主要副作用

早期副作用包括头痛、短暂的意识混乱和短期记忆部分丧失（双侧 ECT 治疗后明显）。

双相（情感）障碍抑郁发作的患者可能会转为躁狂症。

长期治疗时，双侧 ECT 治疗较单侧 ECT 更易导致记忆损害的主诉（但客观测试并不普遍支持）。

禁忌证

ECT 治疗引起血压升高可能会引起颅内压升高和其他躯体疾病（如脑动脉瘤、近期发生的心肌梗死和心律失常）加重。其他禁忌证包括会引起麻醉危险的躯体疾病（如心脏病、肺部感染）。

光线疗法

主要用途

主要用于治疗季节性情感障碍（SAD）。

治疗方法

借助一个光源盒，通常能发射接近 10 000 勒克斯（晴朗夏天的太阳光光照是这个水平的 10 倍）的光照。患者每天坐在一个距离光源盒指定距离的位置，接受一定时间的光照。通常要滤出紫外线 B 频率。

重复经颅磁刺激（rTMs）

主要用途

至编写本书时为止，rTMs 虽然还是一种基本研究工具，但是 rTMS 对抑郁症有帮助。一些研究者相信有朝一日 rTMs 会替代 ECT 治疗。

治疗方法

这是一项非侵入性技术，将一个或多个线圈放置在头皮上或接近头皮（不需要剃掉头发）的部位，重复刺激这些定位精确的大脑部位。

精神外科学

主要用途

这种方法很少使用，是慢性难治性严重抑郁症、慢性难治性强迫性障碍和慢性难治性焦虑状态使用其他方法治疗均失败时可选用的最后一个手段。

治疗方法

通过使用电烙术、放射性钇植入术、热凝固术和伽马刀可实施立体定向损毁术。手术包括额叶损毁术、扣带回切开术、晶状体囊切开术、尾核下神经束切断术和边缘脑白质切断术。

迷走神经刺激（VNS）

主要用途

难治的抑郁症及癫痫。

治疗方法

VNS是在前胸部（通常是左侧）手术植入一个脉冲发生器作为颈部迷走神经的脉冲刺激器。

心理治疗

行为疗法

行为疗法是一种简单的目标导向的心理治疗，它以行为主义的学习理论为基础，解决现有疾病的症状，它包括一个连续的客观评估过程。

系统脱敏疗法

通过现实或想象进行分级暴露，并结合放松训练。此方法可用于治疗恐怖症。

冲击疗法

使患者突然遭受刺激，并重复给予刺激直至患者不再出现焦虑。此方法可用于治疗恐怖症。

反应预防法

治疗强迫性障碍时，当患者实施仪式性动作时反复给予阻止，患者相应的痛苦逐步减少。

模仿

患者完全跟随治疗师的示范。此方法可用于治疗恐怖症和强迫性仪式动作（如担心污染）。

思维阻断法

无论何时当不必要的想法出现时，通过想或说"停"来阻断它。最初可在手腕上戴一根橡皮筋，当不必要的想法出现时就拉橡皮筋打自己的手腕以打断那些想法。可用于治疗强迫性思维。

表达训练

运用角色扮演、角色互换、模仿和教练法，当事者把现实生活中感到困难的环境通过情景想象再现出来并付诸行动。此方法可用于治疗社交恐怖症和羞怯。

社交技能训练

角色扮演、角色互换、模仿、教练法及录音反馈。此方法可用于治疗缺乏社交技能的患者。

代币法

该方法是以操作性条件反射为基础，当期望行为出现时给予从属强化物代用币作为回报（这些代用币可以交换商品或特权）。此方法可用于改变长期住院的和居住招待所的慢性精神分裂症或学习能力低下患者的一些行为。

垫铃法

这种方法可用于治疗遗尿症。当刚尿床时铃声响起，孩子不得不起床去厕所，同时尿床也会停止。

厌恶疗法

用负性强化来阻止不适当的想法或行为。目前已很少应用。

认知行为疗法（CBT）

认知行为疗法是一种有时间限制、以目标为导向、以问题为中心、定位于未来、教育性的心理治疗，它假设精神病理的出现和保持是以中心的认知和情感过程为基础的。认知行为疗法力求通过帮助患者获得恰当的、适应性的解决问题的技巧来治疗特定的疾病，使他（她）改变非适应性的认知和行为方式。

已发现可有效治疗的疾病包括抑郁症、双相障碍、强迫性障碍、惊恐障碍、社交恐怖症、创伤后应激障碍、广泛性焦虑障碍、特定的恐怖症和神经性贪食症。认知行为疗法对精神分裂症和分裂情感障碍也可能有一定效果。

治疗中使用的技术包括：

- 与患者共同确立具体目标
- 与认知行为评估有关的内容：
  - 认知
  - 行为
  - 情感
  - 生理学
- 让患者观察记录他（她）的行为和情感反应

- 认知重构——勇敢面对并报告他（她）的认知反应内容后，能发现引起这些反应的任何潜在的异常信念，并且通过治疗师与患者之间的言语互动会逐步改变，因此称为"引导的发现"
- 解决问题——列一张问题清单，然后患者与治疗师一起想办法并检验处理问题的方式，直到对解决问题的技巧达成共识；将这一技巧反复应用，并根据体验中获得的启发对这一技巧进行适当的修正
- 运用活动时间表和行为激活
- 预防复发——患者要做好可能复发的准备，尤其是要认真区别一个症状再现或"失误"与完全复发。预防复发包括以下各项：
  - 识别可能会引起复发的高风险情境
  - 学习应对技巧
  - 重新审视应对技巧——例如在想象中（想象技术）
  - 生活方式的平衡
- 暴露疗法——患者积极面对引起负性情绪的情境

治疗中要诱导和盘问适应不良思维。抑郁症患者典型的适应不良思维的代表包括：

- 任意推断——对处境任意地做出最消极的推断
- 灾难化——认为错误可变成灾难
- 二元思维——以非此即彼的方式看待他人的态度
- 放大化——负性事件的意义被放大化
- 缩小化——正性事件的意义被缩小化
- 过度概括——由某一负性事件做出过度普遍化的推论
- 个人化——认为某负性事件与自己有关，从而导致

内疚感

- 选择性提取——选择性关注所有处境的不利方面

个体精神分析/精神动力学心理治疗

主要目的

减轻症状并改善人格。

主要用途

用于治疗神经症性障碍患者的症状，如焦虑障碍、癔症性转换障碍、强迫性障碍以及心身疾病。

基本要素

有自由联想、梦的解析、对移情和反移情的分析、对患者阻抗和防御机制的工作以及澄清、结合、反射、解释和对质技术的应用（第2章）。

治疗

每次治疗一般持续50 min。个体治疗应每周5次并持续多年。

简短焦点心理治疗

不同于长期的个体精神动力学心理治疗，它会更简短，选择一个焦点问题进行处理，而且治疗要尽快结束。

团体心理治疗

治疗的目的与个体心理治疗相似，但它是在一个团体中进行，包括多个患者和多个治疗者。

人际关系治疗 (IPT)

人际关系治疗是一种有时限的治疗，尤其适用于治疗抑郁症患者。以下相关程序可用了解抑郁症：

- 症状
- 社会和人际关系
- 人格问题

治疗有以下特点：

- 有时间限制
- 专注于焦点
- 更专注于现在而不是以前的人际关系
- 是人际关系的而不是内心的或者认知-行为的

家庭治疗

家庭治疗是团体心理治疗的一个类型，针对家庭精神病理学，这个小组包括所有的家庭成员及一名治疗师或两名合作治疗师。

婚姻治疗

一种提供给夫妻的治疗，这些夫妻因为相互关系出现问题而寻求并需要帮助；治疗可使用行为模式以及合约的方法。

性治疗

用于治疗有性功能障碍的夫妻，其目的是使个体体验到性愉悦并提高夫妻性关系的质量。治疗可以使用行为和心理治疗技术。

艺术及音乐治疗

这种治疗允许患者以艺术或音乐表达他（她）自己的感受，以此来代替在个人及团体治疗中的言辞表达。

社会及社区方面

职业治疗

教会患者或招待所居民掌握已经丧失（如慢性精神分裂症）或者从来不会（如学习能力低下）而又必需的日常生活技能（如购物、烹饪和更好地安排自己的生活）。

康复

康复计划可用于治疗那些出院后生活有困难的慢性疾病患者（如慢性精神分裂症）。设定目标并制订好达到这些目标的计划后，要对其丧失的能力和潜在的能力进行详细的评估。计划需根据其反应加以修正。

福利车间

这是为患有慢性病（如慢性精神分裂症）的劳动者专门设置的给予补助金的场所。这些患者无法在公开场所获得有意义的工作，但可以在这里获得工作经验并提升自我价值感。

庇护所预定铺位

这是为慢性疾病（如慢性精神分裂症）患者专门设置

的可出院后居住并获得补助金的场所。这些患者在社区无法独立应付自己的生活。招待所由有精神病学资格的医务人员管理，并提供对居民心理状态、躯体健康和药物治疗的监管。

早期干预服务机构

社区患者可以由早期干预服务机构治疗，借此可以提前满足住院的需求。

社会工作

社会工作者在社会和社区精神病治疗方面肩负着多重日益复杂的角色，包括非正式支持、地方服务供给、评估社区患者法律方面的问题（如与社区全科医师和精神科医师取得联系、依据精神卫生法评估患者是否应该强制住院治疗）、社区多职业工作和病案管理。

家庭环境（社区）干预

环境干预尤其适用于有精神分裂症患者的家庭，干预包括：有关患者疾病的家庭教育、完成家庭问题解决活动、改善沟通、低情感表达（尤其是精神分裂症患者的家庭）、适当降低期望、减少接触（如：将精神分裂症患者送往日间活动庇护所并鼓励患者和亲属从事不同的闲暇活动）、扩大患者及其亲属的社交网络。

（郑琳译，张顺校）

第 17 章　　　　　　　　　　　跨文化精神病学

精神障碍在不同文化背景中有不同的表现。因此，某些精神障碍仅发生在某些文化背景的人群中，称为文化相关综合征。

DSM-Ⅳ-TR 依次介绍了文化构成的要点：

补充了多轴诊断评估，提出在多元文化环境中应用 DSM-Ⅳ 诊断标准的困难。文化构成提供了个体文化背景的系统回顾、文化背景对症状和功能障碍表现和评估的影响，以及文化差异对个体和医生间关系的影响……重要的是医生在对个体进行 DSM-Ⅳ 每一轴进行评估时都应将种族和文化背景因素考虑进去。

DSM-Ⅳ-TR

DSM-Ⅳ-TR 所建议的文化构成包括需提供下列每一个类目的叙述性摘要：

- 个体的文化认同
  - 种族或文化所属群体
  - 关于移民和少数种族（假如适用的话），其原始文化和本土文化融入的程度
  - 语言能力，应用和优先使用的语言
- 个体疾病的文化解释

- 对症状或社会支持需求的主要表达方式
- 其文化所属群体对症状的理解和对症状严重性的解释
- 任何有关的文化相关综合征
- 与文化因素相关的心理社会环境和功能水平
  - 相关文化对社会应激源的解释
  - 社会支持
  - 功能水平
  - 残疾水平
- 文化因素与个体和医生之间的关系，包括在下述任何方面的困难：
  - 用患者母语进行交流
  - 引出症状
  - 理解患者症状的文化意义
  - 评判不适当的关系或亲密水平
  - 确定一个行为是正常的还是病理性的
- 对诊断和护理进行总体文化评估

精神障碍的表现

　　非西方人特别是西方国家的移民精神障碍的表现不同于西方国家原住民。与来自患者群体的知情者交谈对评估是有益的。

抑郁症

　　在西方，患抑郁症的非西方移民可能不会主诉抑郁症状，非洲裔加勒比海的男性可能代以主诉勃起功能异常或性功能减退，而来自印度次大陆的男性和女性可能会主诉躯体症状（如腹痛）。对任何可能导致抑郁情绪的躯体障碍（如结核病），都应该进行调查。

精神分裂症

紧张症症状在一些非西方国家更常见。非洲裔加勒比海人信奉巫术，所以对这种信念的表述则不是妄想的。

文化相关综合征

这些是发生在某些非西方国家的特殊精神障碍（图17.1）。

杀人狂（Amok）

杀人狂见于东南亚。在抑郁发作后出现突然发作的过激行为，表现疯狂的暴力行为。

应激性神经症发作（Ataque de nervios）

应激性神经症发作主要见于加勒比海的拉丁美洲人，也见于拉丁美洲和拉丁地中海人群。受累个体非常痛苦并表现为不受控制的喊叫和言语或躯体激越，可以表现为嚎啕大哭、颤抖和胸部内热涌向头部。它一般在家庭应激事件后发生，如居丧。

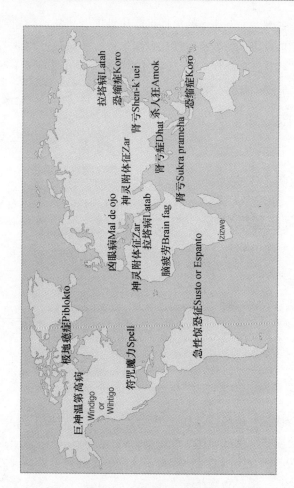

图 17.1　文化相关综合征

（With permission from Puri BK，Laking PJ，Treasaden IH 2002 Textbook of psychiatry. Churchill Livingstone，Edinburgh.）

妄想阵发（Bouffée délirant）

妄想阵发见于西非和海地。患者表现为突然妄想爆发，伴有激越和攻击性行为及明显意识模糊和精神运动性兴奋。

脑疲劳（Brain fag）

脑疲劳见于西非。"脑疲劳"包括记忆力、注意力和思考能力受限，被报道发生在高中生和大学生中。它还可能表现为患者头部和颈部疼痛、视物模糊。

精神沮丧（Cafard 或 Cathar）

Cafard 或 Cathar 类似于 Amok，见于波利尼西亚地区。

肾亏症（Dhat）

肾亏症见于印度，尤其见于年轻男性，显著特征是在性交或手淫时出现焦虑、不安和与射精有关的疑病观念。患者认为精液正随尿液流失，而且描述尿色发白。在印度神话中精液被视为一种"生命液"，精液的流失可能伴随着虚弱和衰竭感以及罪恶感。

寒冷恐怖症（Frigophobia）

寒冷恐怖症见于台湾。患者表现为对遭遇寒冷极度恐怖。

狂怒综合征（Hwa-byung，hwabyung 或 wool-hwa-byung）

Hwa-byung、hwabyung 或 wool-hwa-byung 见于韩国，

是一种愤怒综合征，患者表现为失眠、疲劳、惊恐、烦躁不安、心悸和对临近死亡的恐惧。

Iziwe

Iziwe 见于祖鲁人，是一种附体的恍惚状态。患者身体摇动，以另一种语言说话。

肾亏（Jiryan）

Jiryan 是一种"损失精液焦虑障碍"，类似于 Dhat。与 Dhat 一样，也见于印度。

恐缩症（Koro）

恐缩症见于东南亚，尤其是中国移民过去的马来西亚人，同时也见于中国的部分地区。受累的男性极度担心他们的阴茎正缩进腹部，并且死亡就要来临。

凶眼病（Mal de ojo）

凶眼病见于地中海国家，中东和地中海文化的美国人。Mal de ojo 意指能带来灾难的"恶眼"。该病尤其影响到患睡眠障碍、腹泻、呕吐和其他躯体症状的婴儿和儿童。

波多黎各综合征（Mal de pelea）

Mal de pelea 类似于 Amok，见于波多黎各岛。

拉塔病（Latah）

Latah 见于远东和北非，是一种分离性障碍，患者表现为模仿言语、模仿动作和自动服从。

极地癔症（Piblokto）

Piblokto 见于因纽特妇女，是一种分离性障碍，它可以导致杀人或自杀。

睡血症（Sangue dormido）

Sangue dormido 见于 Cape Verde 岛的葡萄牙居民。它意为"睡眠流血"，根据 DSM-Ⅳ-TR，其症状包括疼痛、麻木感、颤抖、瘫痪、惊厥、卒中、失明、心脏病发作、感染和流产。

肾亏（Shen-k'uei）

Shen-k'uei 是一种"损失精液焦虑障碍"，类似于 Dhat。Shen-k'uei 见于中国。

符咒魔力（Spell）

Spell 见于美国南部的非洲裔美国人和高加索白人，是一种恍惚状态，此时受累个体可能试着与死去的人沟通，并经历短暂的人格改变。

肾亏（Sukra prameha）

Sukra prameha 是一种"损失精液焦虑障碍"，类似于 Dhat。Sukra prameha 见于斯里兰卡。

急性惊恐征（Susto 或 Espanto）

Susto 或 Espanto 见于高安第斯山区。它意为"害怕"或"灵魂丧失"。它是长期的抑郁发作，被认为是超自然力量的结果。

大人惊风症（Taijinkyofusho 或 Taijin kyofusho）

Taijinkyofusho 或 Taijin kyofusho 见于日本、韩国和中国，意思是对人际关系的恐怖，具有普通社交恐怖症的某些特点。孩子们被过分保护而且不允许与他人适当交往，导致在成年期在应对某些社会关系上有困难。

巨神温第高病（Windigo 或 Wihyigo）

Windigo 或 Wihyigo 见于北美洲印第安人部落，是一种抑郁性障碍。患者认为他们已经突变成了食人肉的魔怪。

神灵附体症（Zar）

Zar 见于埃及、埃塞俄比亚、索马里、苏丹和伊朗。受累的人相信神灵已附体，并经历分离发作。

（唐颖译，王丽萍校）

第 18 章　司法精神病学

．．．．．．．．．．．．．．．．．．．．．．．．．．．．

　　本章概述了精神科医师可能涉及的民法和刑事责任能力方面的问题，并对精神病法庭报告时必须使用的主要条目进行了描述。英格兰和威尔士实施的**精神卫生条例 2007**的细则见附录Ⅰ。

．．．．．．．．．．．．．．．．．．．．．．．．．．．．

民法

　　民法是解决有关合同、财产和遗产问题的法律。

遗嘱能力

　　它是指订立合法、有效的遗嘱的能力。为了做到这样，（立遗嘱人）订立遗嘱时应该具有"正确处置事物的头脑"，并且：

- 理解什么是遗嘱
- 明白他（她）的财产的种类和数量
- 知道他（她）的财产权利人的姓名并且能判断这些权利的相对优劣性
- 不受可能会歪曲他（她）订立遗嘱的异常精神状态的影响

婚姻

如遇下列情况，婚姻关系可以取消：

- 一方在结婚时已经患有精神疾病而不能辨别婚约的性质
- 一方未透露他（她）曾经患有癫痫或性传播疾病
- 任何一方在结婚时年龄低于 16 岁（英国）
- 在结婚时未透露已怀有其他男性的孩子
- 婚姻不圆满
- 一方是在胁迫下被迫同意结婚的

刑事责任能力

辩护能力

按照英国法律，为了适于辩护，被告应能做到：

- 理解控告的性质
- 理解有罪辩护和无罪辩护的区别
- 委托辩护律师
- 对陪审员提出异议
- 理解法庭出示的证据

犯罪心意（mens rea）

要宣告有罪，不仅必须证明被告实施了犯罪行为（actus rea），还要证明他（她）在犯罪当时知道自己所作所为是有罪的（犯罪心意）。在下列情况下被告以没有一定程度的犯罪心意作辩护：

- 因为精神错乱而无罪（麦克诺顿条例）
- 限定责任能力（当被指控杀人时，被告可辩护不是犯故意杀人罪而是在限定能力下犯过失杀人罪）
- 因为精神自动症不能形成犯罪意图（被告的行为在自己的控制能力之外，如睡行症）

麦克诺顿条例是在丹尼尔·麦克诺顿后命名的，他于1843 年在错乱状态下试图杀死 Robert Peel 爵士，事实上却杀死了爵士的秘书。后来他被释放。这一条例规定犯罪分子在实施犯罪行为时是处于以下缺陷的：

- 因为精神疾病而导致理智缺陷，以至于不知道自己所作行为的性质
- 不知道自己所做的事情是错误的

与犯罪相关的精神障碍

某些精神障碍可能有时与犯罪相关。它们包括：
- 器质性精神障碍，例如：
  - 脑损伤
  - 痴呆——包括阿尔茨海默病和亨廷顿病
  - 癫痫
- 精神活性物质误用
- 精神分裂症
- 妄想性障碍
  - 妄想性嫉妒（奥赛罗综合征）
- 心境（情感）障碍

- 人格障碍
- 学习能力低下

法庭精神病学报告

应该包含下列信息：

- 被告的姓名、出生日期和住址
- 面谈检查实施的时间、地点以及谁在场
- 应谁的要求实施面谈检查
- 信息的来源
- 家族史
- 发育史
- 性心理史
- 职业史
- 人格
- 既往治疗和精神病史及目前的用药情况，如果有的话
- 司法史
- 药物和酒精滥用
- 犯罪时的精神状态
- 目前的精神状态
- 意见，包括辩护能力
- 精神科医师的姓名、资格和职位（在英格兰和威尔士，是否通过精神卫生条例 2007 第 12 部分的获准）

（唐颖译，王丽萍校）

结业考试：问题与答案

....

五个中的最佳

问题

从下列陈述中选择一项最佳答案：

1. 对一个由于疾病复发而再次住院的精神分裂症患者，下列哪项属于一线调查：
   a) 颅脑磁共振扫描
   b) HIV 血清检验
   c) 药物筛查
   d) 神经光谱法
   e) 定量脑电图

2. 下列哪项不是精神病史的内容：
   a) 思维内容
   b) 性心理史
   c) 酒精滥用史
   d) 主诉
   e) 受教育史

3. 精神状态检查不包括：

a）识记

b）杀人的想法

c）性取向

d）自知力

e）自杀的先占观念

4. 下列哪项是精神状态检查中的异常体验：

a）强迫性仪式动作

b）现实解体

c）被害妄想

d）注意力不集中

e）肝毒性

5. 意识水平不包括下列哪项：

a）木僵

b）失语

c）嗜睡

d）思睡

e）浅昏迷

6. 对经过临床检查的精神病患者作一口头评估，不包括下列哪项：

a）预后

b）精神状态检查

c）病因

d）遗嘱能力

e）体格检查

7. 下列哪项不是多毛症的原因：

   a) 多囊卵巢综合征

   b) 迟发性先天性肾上腺增生症

   c) 男性化卵巢肿瘤

   d) 库欣综合征

   e) 甲状腺功能减退症

8. 下列哪项体征最不可能与甲状腺功能亢进症有关：

   a) 结膜水肿

   b) 面颊色素沉着

   c) 睑后退

   d) 眼球突出

   e) 甲状腺肿

9. 下列哪项工作通常是简易精神状态检查的一部分：

   a) 要求患者模仿一个包含 2 个交叉的五边形的图案

   b) 要求患者按照书写的指令做"摸你的耳朵"

   c) 要求复述句子："The West Leith Police dismisseth us"

   d) 要求"用你的右手拿起这张纸，将纸对半折起，放在地板上"

   e) 要求回忆 4 种物体

10. 下列哪项不是功能性神经影像技术：

    a) ^{31}P MRS

    b) BOLD EPI fMRI

    c) PET

    d) HMPAO SPET

    e) rCBF

11. 到编写本书时为止，遗传检测用于诊断：

   a) 精神分裂症

   b) ADHD

   c) 亨廷顿病

   d) 双相情感障碍

   e) 病态人格

12. Russell 征的发生最可能与下列哪项有关：

   a) 低血钙手足抽搐

   b) 腹泻

   c) 库欣综合征

   d) 咽反射

   e) 低血糖

13. 下列哪项最不可能是原发性肾上腺功能减退症的主要表现：

   a) 脊柱后凸

   b) 白斑

   c) 脱水

   d) 全身消瘦

   e) 体重减轻

14. 最可能引起帕金森综合征的是：

   a) 喹硫平

   b) 阿米替林

   c) 氟哌啶醇

   d) 舍曲林

   e) 利培酮

15. 下列哪项可能伴随胎毛的存在：
    a) Stein-Leventhal 综合征
    b) 神经性厌食
    c) 晚期先天性肾上腺皮质增生症
    d) 氟西汀治疗
    e) 神经性贪食

16. 下列哪项不是出现于精神分裂症的异常动作：
    a) 矛盾冲动
    b) 蜡样屈曲
    c) 模仿动作
    d) 违拗症
    e) 刻板症

17. 下列哪项不属于言语形式障碍：
    a) 近似回答
    b) 语词新作
    c) 病理性赘述
    d) 言语声律障碍
    e) 言语痉挛

18. 关于马步思维下列哪项是正确的：
    a) 它经常发生于国际象棋大师
    b) 它因幻听而引起
    c) 它打断了流畅而连续的言语
    d) 自动模仿他人的言语
    e) 它包括越来越频繁地重复一个词

19. 下列哪项是中间性失语：
    a) 命名性失语
    b) 运动性失语
    c) 视觉性说示不能
    d) 失认性失读
    e) 纯词聋

20. 下列哪项不是谵妄的前驱症状：
    a) 对声音过敏
    b) 对光线过敏
    c) 认知损害
    d) 迷惑
    e) 激越

21. 下列哪项不可能引起甲状腺功能亢进症：
    a) Grave 病
    b) 桥本甲状腺炎
    c) 转移的甲状腺分化癌
    d) 外源性碘
    e) 胺碘酮

22. 下列哪种药物不能通过抑制乙酰胆碱酯酶而对阿尔茨海默病有益：
    a) 多奈哌齐
    b) 加兰他敏
    c) 美金刚
    d) 卡巴拉汀
    e) 他克林

23. 下列哪项特征与枕叶损害无关：

a) 言语重复

b) 综合失认

c) 失读

d) 面容失认

e) 对侧同向偏盲

24. 关于一单位酒精，下列哪项不正确：

a) 相当于 8～10 g 乙醇

b) 一品脱啤酒包含的量

c) 一瓶酒精的 1/30 的含量

d) 超过了一杯佐餐葡萄酒的量

e) 威士忌酒的量度

25. 关于仙人球毒碱下列哪项不正确：

a) 它通常被称为 M

b) 3,4-亚甲二氧基甲基苯丙胺

c) 是一种致幻剂

d) 有中枢神经系统儿茶酚胺作用

e) 可以引起精神依赖

26. 滥用挥发性溶剂最不可能出现下列哪项：

a) 幻视

b) 判断力损害

c) 倦怠

d) 步态不稳

e) 眼球震颤

27. 下列哪项是精神分裂症 Schneider 的一级症状：
    a）幻视
    b）抑郁心境
    c）躯体被动感
    d）情感迟钝
    e）牵连作用

28. 下列哪项不是精神分裂症的阴性症状：
    a）言语贫乏
    b）意志力缺乏
    c）情感不和谐
    d）妄想性知觉
    e）显著的情感淡漠

29. 下列哪项特征性见于精神分裂症 Liddle 解体综合征：
    a）幻听
    b）优势侧内侧颞叶活动增强
    c）优势侧背外侧前额叶皮质活动减退
    d）言语贫乏
    e）情感不适切

30. 关于精神分裂症的流行病学，下列哪项不正确：
    a）终生患病风险约为 1%
    b）发病年龄的中位数男性更低
    c）男性更易患此病
    d）未婚者发病概率更高
    e）Ⅳ、Ⅴ社会阶层比Ⅰ、Ⅱ社会阶层更常见

31. 下列哪项不是妄想性障碍：

    a) 替身综合征

    b) De Clerambault 综合征

    c) 三联性精神病

    d) 病理性嫉妒

    e) 极地癔症

32. 根据 DSM-Ⅳ-TR，下列哪项不是重性抑郁发作的症状：

    a) 睡眠过多

    b) 性欲增强

    c) 精神运动性激越

    d) 精神运动性迟滞

    e) 显著的体重增加

33. 下列哪项不是非典型性抑郁：

    a) 激越性

    b) 重性

    c) 隐匿性

    d) 季节性情感障碍

    e) 木僵性

34. 关于抑郁发作的流行病学，下列哪项是错误的：

    a) 西方国家成年男性此病的终生风险约为 10%

    b) 发病率与双相障碍相同

    c) 男女患病率大致相等

    d) 未婚者患病概率更高

    e) 劳工阶层的女性比中产阶层女性的患病率高

35. 下列哪项不是未治疗躁狂症患者的特征：
    a) 言语促迫
    b) 易激惹
    c) 性混乱
    d) 睡眠过多
    e) 挥霍

36. 关于双相障碍的流行病学，下列哪项不正确：
    a) 在西方国家，成年男性终生风险约为 1%
    b) 发病的平均年龄为二十几岁
    c) 男女患病率大致相等
    d) 在西方国家，成年人的时点患病率小于 2%
    e) 在较低的社会阶层更常见

37. 关于广场恐怖症，下列哪项陈述正确：
    a) 特指害怕敞开的空间
    b) 发病年龄通常为四十几岁或五十几岁
    c) 女性更常见
    d) 治疗选择抗抑郁药
    e) 对于抗药的病例，ECT 有显著的疗效

38. 下列哪项不是惊恐症状的原发性病因：
    a) 抑郁发作
    b) 过度换气
    c) 低血糖
    d) 甲状腺功能减退症
    e) 嗜铬细胞瘤

39. 下列哪项最不可能是未经治疗的广泛性焦虑障碍的特征：
    a) 头晕
    b) 呼吸困难
    c) 唾液分泌过多
    d) 肌肉紧张
    e) 震颤

40. 下列哪项很少用于治疗强迫性障碍：
    a) 支持性治疗
    b) SSRIs
    c) 氯米帕明
    d) 思维阻断法
    e) 尾核下神经束切断术

41. 下列哪项不是创伤后应激障碍的特征：
    a) 快感缺失
    b) 幻听
    c) 药物滥用
    d) 闪回
    e) 警觉过度

42. Ganser 综合征是：
    a) 一种转换障碍
    b) 以存在精神性疼痛为特征
    c) 因睾酮水平增加而引起
    d) 通常以抗抑郁药治疗
    e) 常常是骨盆痛的原因

43. 神经性厌食症通常不伴随下列哪种精神症状：

   a）焦虑

   b）妄想性知觉

   c）抑郁发作

   d）情绪不稳

   e）强迫行为

44. 有关神经性厌食的流行病学，下列哪项是不正确的：

   a）在西方国家年发病率约为 $1/100\,000$

   b）发病年龄通常低于 20 岁

   c）男性通常较女性少见

   d）西方国家女大学生中的时点患病率约为 $1‰\sim2‰$

   e）在较低的社会阶层更常见

45. 神经性厌食症与神经性贪食症相比，下列哪项特征更可能出现：

   a）Russell 征

   b）胎毛

   c）腮腺增大

   d）月经周期异常

   e）过度锻炼

46. 根据 Masters 和 Johnson 理论，以下哪项不是性反应阶段：

   a）兴奋期

   b）刺激期

   c）高潮期

   d）消退期

   e）平台期

47. 女性性高潮之后，下列哪项最不可能发生：

   a) 子宫颈外口扩张

   b) 几分钟的不应期

   c) 子宫颈到阴道壁的松弛

   d) 幸福感

   e) 肌肉放松感

48. 下列哪项更可能是强迫性人格障碍而不是分裂样人格障碍的特征：

   a) 不愿意花钱

   b) 喜欢单独行动

   c) 好幻想

   d) 情感冷漠

   e) 好幻想和内省

49. 下列哪项不是注意缺陷多动障碍的特征：

   a) 冲动行为

   b) 精神兴奋剂治疗有效

   c) 男女发病大致相等

   d) 社交关系脱抑制

   e) 回避需要保持毅力的任务

50. 下列哪种儿童疾病女孩比男孩更常见：

   a) 功能性排便失禁

   b) Asperger 综合征

   c) 品行障碍

   d) 日间遗尿症

   e) Tourette 综合征

51. 下列引起学习能力低下的疾病哪种是常染色体显性遗传：
    a) 苯丙酮尿症
    b) 泰-萨克斯病
    c) 结节性硬化症
    d) 脆性 X 染色体综合征
    e) 高胱氨酸尿症

52. 相比痴呆（阿尔茨海默病）而言，下列哪项更可能发生于假性痴呆：
    a) 正常局部脑血流图
    b) 起病不明
    c) 不能承受压力的趋势
    d) 症状进展缓慢
    e) 显著的脑电图慢波活动

53. 下列哪项因素不增加自杀企图后的自杀风险：
    a) 年龄在 45 岁以上
    b) 女性
    c) 失业
    d) 患慢性疼痛性疾病
    e) 精神障碍患者

54. 下列关于产后精神病的叙述哪项是错误的：
    a) 初产妇比较常见
    b) 通常在产后的最初 2 周内发病
    c) 比产后抑郁更常见
    d) 在西方国家器质性精神病少见
    e) 通常需要住院治疗

55. 下列哪种不是非典型抗精神病药：

    a) 阿立哌唑

    b) 氟奋乃静

    c) 奥氮平

    d) 喹硫平

    e) 佐替平

56. 关于锂治疗，下列哪项叙述是错误的：

    a) 通常以碳酸盐的形式给药

    b) 低治疗指数（治疗与中毒的比率）

    c) 长期治疗严重的副作用是 T 波低平

    d) 中性粒细胞减少症是重要的副作用

    e) 粗大震颤是中毒的征象

57. 下列哪一种药物为 SSRI：

    a) 艾司西酞普兰

    b) 洛非帕明

    c) 米氮平

    d) 瑞波西汀

    e) 文拉法辛

58. 下列哪项不是抑郁症典型的适合认知行为疗法的适应不良思维：

    a) 任意推断

    b) 二元思维

    c) 缩小化

    d) 模仿

    e) 个人化

59. 在用单胺氧化酶抑制剂治疗时，下列哪项不需要避免应用：

    a) 酒精

    b) 鳄梨

    c) 脱脂乳粉制奶酪

    d) 镇咳合剂

    e) 鼻黏膜充血减轻剂

60. 辩护时欲证明一宗凶杀案中的被告不具有一定程度的理智，下列哪项是无效的：

    a) 梦游症

    b) 麦克诺顿条例

    c) 精神分裂症

    d) 限定责任能力

    e) 病态人格障碍

答案及解析

1. 对一个由于疾病复发而再次住院的精神分裂症患者，下列哪项属于一线调查：

    c) 药物筛查

    它可以帮助你检验患者是否用了违禁药物，如精神兴奋剂和大麻酚类。

2. 下列哪项不是精神病史的内容：

    a) 思维内容

    这项在精神状态检查里描述。

3. 精神状态评定不包括：

　　c）性取向

这部分属于性心理史。

4. 下列哪项是精神状态检查中的异常体验：

　　b）现实解体

现实解体是对环境的异常体验。

5. 意识水平不包括下列哪项：

　　b）失语

失语是语言能力的异常。

6. 对经过临床检查的精神病患者作一口头评估，不包括下列哪项：

　　d）遗嘱能力

遗嘱能力是指订立合法、有效的遗嘱的能力，不是对经过临床检查的精神病患者作口头评估的主要内容。

7. 下列哪项不可能是多毛症的原因：

　　e）甲状腺功能减退

甲状腺功能减退不可能伴随多毛症，而很有可能伴随出现毛发稀疏、干枯和眉毛脱落。

8. 下列哪项体征最不可能与甲状腺功能亢进症有关

　　b）面颊色素沉着

面颊色素沉着更可能是肾上腺功能减退症的初期表现。

9. 下列哪工作通常是简易精神状态检查的一部分：

　　d）要求"用你的右手拿起这张纸，将纸对半折起，放在地板上"

简易精神状态检查经常包括：

- 时间定向：要求患者说出现在是哪年、什么季节、哪天、哪个月和星期几

- 地点定向：要求患者说出现在位于哪个国家、哪个城市、哪个区、哪条街道、门牌号或楼层（或者是它们的等价词，如医院的名称、病室的名字以及病室号等）

- 识记：说 3 个物品的名称，让患者立即重复，之后再让患者去重复这些物品名称（一直到尝试 6 次），直到正确记住了它们

- 注意力及集中力：连续 7 测试，回答 5 次后停止，也可要求患者倒着拼写单词"WORLD"

- 回忆：要求患者回忆前面说过的 3 个物品名称（见第 3 项）

- 语言功能：首先问患者他们是否需要戴眼镜，之后向患者出示一个日常用品（如铅笔）并让其说出名称。接着出示另一个物品（如手表）再让他说出名称

- 语言功能：要求患者复述下面的句子（向患者大声说出来）"没有如果，和或者但是"

- 令患者做"用你的右手拿起这张纸，将纸对半折起，放在地板上"（或者是类似的要求）

- 在一张纸的背面用足够大的字母写上"闭上你的眼睛"给患者，告诉患者上面写着一条指令，请他读出来并照着去做

- 让患者写一句话

- 向患者出示一个包括 2 个交叉的五边形的图案并模仿下来

10. 下列哪项不是功能性神经影像技术：

  e）rCBF

^{31}P MRS 是磷 31 的磁共振波谱分析。BOLD EPI fMRI 是依赖血氧浓度的平面回波功能性磁共振成像。PET 是正电子发射断层扫描。HMPAO SPET 是单光子发射断层扫描。rCBF 只是代表大脑局部血流量。

11. 到编写本书时为止，遗传检测用于诊断：

  c）亨廷顿病

亨廷顿病是常染色体显性遗传病，第 4 对染色体短臂上的异常基因，包括被复制的 CAG 数目增加（导致比正常的多聚谷氨酰胺蛋白质的表达长）。

12. Russell 征的发生最可能与下列哪项有关：

  d）咽反射

手背上的茧可能与神经性贪食症的诊断相符，患者用手指刺激咽反射而自我诱吐。这种病例的茧称为 Russell 征。

13. 下列哪项最不可能是肾上腺功能减退症的主要表现：

  a）脊柱后凸

脊柱后凸与库欣综合征的相关性比与 Addison 病（原发性肾上腺功能减退症）的相关性大。

14. 最可能引起的是：

  c）氟哌啶醇

帕金森综合征可能由抗多巴胺能的抗精神病药物治疗的帕金森副作用引起，尤其是传统抗精神病药物，如氟哌啶醇和氯丙嗪。

15. 下列哪项可能伴随胎毛的存在：

　　b）神经性厌食症

神经性厌食症患者侧面部出现细微的绒毛状胎毛（还可见于其他部位，如胳膊和后背，只有进行体格检查才会注意到）。

16. 下列哪项不是出现于精神分裂症的异常动作？

　　a）矛盾冲动

矛盾冲动是对同一件事情同时存在的两种相互冲突的冲动。它不是一种异常的活动。以下异常动作在精神分裂症中尤其常见。

- **矛盾意向**——当希望患者完成一个自愿的动作时却做出一连串的不完全的动作

- **模仿动作**——患者无意识地模仿别人的动作，即使不让他去做也会去做

- **作态**——重复做看似有意图，实际而无意的动作

- **违拗症**——对要求的无动机抵抗，并试图做相反的动作

- **摆姿势**——患者采取一种不舒适或稀奇古怪的姿势保持长时间不动

- **刻板症**——无目的、规律地重复单调的动作（或言语）

- **蜡样屈曲**——当检查者移动患者身体的一部分时感到塑胶样的抵抗（像弯曲一根软橡胶棒），并且那部分保持住检查者摆成的新姿势不变，像"模型"一样

17. 下列哪项不属于言语形式障碍：

　　d）言语声律障碍

言语声律障碍是指言语失去正常的音调。

18. 关于马步思维下列哪项是正确的:

    c) 它打断了流畅而连续的言语

这种言语障碍见于精神分裂症,一种古怪的、突如其来的联想打断了流畅而连续的言语。

19. 下列哪项是中间性失语:

    a) 命名性失语

这是指不能叫出物体的名字。

20. 下列哪项不是谵妄的前驱症状:

    c) 认知损害

认知损害是谵妄自身的特征。

21. 下列哪项不可能引起甲状腺功能亢进症:

    b) 桥本甲状腺炎

桥本甲状腺炎是一种自身免疫性疾病,通常与甲状腺功能减退症的发生有关。

22. 下列哪种药物不能通过抑制乙酰胆碱酯酶而对阿尔茨海默病有益?

    c) 美金刚

美金刚作为 N-甲基-D-天(门)冬氨酸受体拮抗剂而对治疗阿尔茨海默病有益。注意他克林是一种胆碱酯酶抑制剂,也对治疗阿尔茨海默病有益。但是本书中正文未提及他克林,因他克林在英国未通过临床应用的许可。

23. 下列哪项特征与枕叶损害无关:

    a) 言语重复

言语重复较枕叶损害相比与额叶损害关系更密切。

24. 关于一单位酒精，下列哪项不正确：

b）一品脱啤酒包含的量

一品脱啤酒包含 2 单位酒精。

25. 关于仙人球毒碱下列哪项不正确：

b）3,4-亚甲二氧基甲基苯丙胺

它的化学名叫 3,4-亚甲二氧基甲基苯丙胺，它还叫 MDMA 或"销魂"

26. 滥用挥发性溶剂最不可能出现下列哪项：

a）幻视

眼球震颤和视物模糊可见于滥用挥发性溶剂。

27. 下列哪项是精神分裂症的 Schneider 一级症状：

c）躯体被动感

Schneider 一级症状为：

- 幻听：大声地将患者的思想重复出来的声音；以第三人称议论患者的声音；跟踪性评论
- 思维插入
- 思维被夺
- 思维被广播
- 被动情感、冲动和行为
- 躯体被动感
- 妄想性知觉

28. 下列哪项不是精神分裂症的阴性症状：

d）妄想性知觉

典型的阴性症状发生于慢性精神分裂症，包括：显著的情感淡漠，言语贫乏，动力缺乏，情感迟钝、平淡或不协调。通常导致社交回避和社会功能低下。

29. 下列哪项特征性见于精神分裂症 Liddle 解体综合征：

　　e) 情感不适切

Peter Liddle 解体综合征以思维形式障碍和情感不适切为特征。它与非优势侧前扣带回皮质的某一位点活动过度有关，该位点与注意能力相关，其中包括不适切精神活动的抑制。

30. 关于精神分裂症的流行病学，下列哪项不正确：

　　c) 男性更容易患此病

精神分裂症男女患病率均等。

31. 下列哪项不是妄想性障碍：

　　e) 极地癔症

极地癔症是见于印纽特妇女的一种分离性障碍。注意三联性精神病是二联性精神病的扩展，往往涉及 3 个人而不是 2 个人。

32. 根据 DSM-Ⅳ-TR，下列哪项不是重性抑郁发作的症状：

　　b) 性欲增高

根据 DSM-Ⅳ-TR，在连续 2 周内至少有下列 5 项症状，并且是原有功能的改变，其中至少有 1 项症状是 1) 或 2)：

1) 几乎每天大部分时间心境抑郁，主观体验（例如感到悲伤或空虚）或他人观察到（例如流泪）。儿童和少年可以是易激惹。

2) 几乎每天大部分时间对所有或几乎所有活动的兴趣或愉

快感显著减低（主观体验或他人观察到）。

3）没有节食时体重明显减轻，或体重明显增加（例如，一个月内体重变化超过 5%），或几乎每天都有食欲缺乏或增加。儿童要考虑体重没有达到预期的增加。

4）几乎每天都有失眠或睡眠过多。

5）几乎每天都有精神运动性激越或迟滞（他人能观察到）。

6）几乎每天都感到疲倦或缺乏精力。

7）几乎每天都觉得自己无用，或有不恰当的或过分的内疚（可以是妄想性的）。

8）几乎每天都有思维能力或注意集中能力减退，或者犹豫不决。

9）反复出现死的想法（不只是怕死），反复出现自杀意念但无特定计划，或有自杀企图，或有特定的自杀计划。

33. 下列哪项不是非典型性抑郁：

b）重性

重性抑郁不是非典型性抑郁。

34. 关于抑郁发作的流行病学，下列哪项是错误的：

c）男女患病率大致相等

此病更常见于女性。

35. 下列哪项不是未治疗的躁狂症的特征：

d）睡眠过度

未治疗的躁狂症典型表现是睡眠减少。

36. 关于双相障碍的流行病学，下列哪项不正确：

e）在较低的社会阶层更常见

双相障碍在较高的社会阶层更常见。

37. 关于广场恐怖症，下列哪项陈述正确：

　　c）女性更常见

广场恐怖症包含一组引起焦虑的恐怖，可以是害怕离家（例如害怕进入商店）、在人群中、公共场所和独自乘飞机旅行。治疗选择行为疗法。ECT 对于抗药的病例没有明显的疗效。

38. 下列哪项不是惊恐症状的原发性病因：

　　d）甲状腺功能减退症

甲状腺功能减退症为器质性病因，是诊断惊恐障碍时应除外的。

39. 下列哪项最不可能是未经治疗的广泛性焦虑障碍的特征：

　　c）唾液分泌过多

口干较唾液分泌过多更常见。

40. 下列哪项很少用于治疗强迫性障碍：

　　e）尾核下神经束切断术

即使尾核下神经束切断术和其他手术（例如脑白质切断术）可以用于治疗强迫性障碍，但仅在严重的难治性病例，精神外科才作为最后的治疗手段。

41. 下列哪项不是创伤后应激障碍的特征：

　　b）幻听

创伤后应激障碍表现为闯入性回忆（闪回）或梦境中反复重新体验创伤，在麻木感、情感迟钝和兴趣缺失的持续背景下发生与他人疏远，回避易使人回忆起创伤的任何事件（ICD-10）。通常还有自主神经过度兴奋状态（警觉过度，增强的惊跳反应和失眠）、焦虑、抑郁及酒精和药物滥用的发生。

42. Ganser 综合征是：

   a) 一种转换障碍

Ganser 综合征的特征是给予一种近似回答（例如问一头牛有几条腿，患者可能回答 5 条，表明这个问题患者已经理解了），通常伴随其他分离性症状。

43. 神经性厌食症通常不伴随下列哪种精神症状：

   b) 妄想性知觉

神经性厌食症通常伴随的精神症状包括：

• 强迫行为，如强迫洗手和测量体重

• 焦虑，尤其与食物和进食有关

• 心境障碍，包括抑郁发作（伴自杀想法、注意力不集中和社交回避）和情绪不稳

44. 有关神经性厌食的流行病学，下列哪项是不正确的？

   e) 在较低的社会阶层更常见。

在 I、II 社会阶层更常见。

45. 神经性厌食症与神经性贪食症相比，下列哪项特征更可能出现：

   b) 胎毛

神经性厌食症者可在脸上和身体上看到胎毛。

46. 根据 Masters 和 Johnson 理论，以下哪项不是性反应

阶段：

b）刺激

按时间先后顺序，性反应阶段为兴奋期、平台期、高潮期（女性可能会有多次性高潮）和消退期。如图 9.3 所示。

47. 女性性高潮之后，下列哪项最不可能发生：

b）几分钟的不应期

性高潮后的消退期，男性很难有进一步阴茎勃起及性高潮，而女性却能立即再次达到性高潮。

48. 下列哪项更可能是强迫性人格障碍而不是分裂样人格障碍的特征：

a）不愿意花钱

强迫性人格障碍患者存在完美主义倾向，要求秩序井然，固执和控制。由于不愿意花钱，取而代之的是将钱存起来。另一方面，分裂性人格障碍患者情感冷漠、隔离或平淡，对他人表达友善和愤怒的情感受限，喜欢单独行动，好幻想和内省。过分关注于社会动向，幻觉和内心活动。

49. 下列哪项不是注意缺陷多动障碍的特征：

c）男女发病大致相等

注意缺陷多动障碍更多见于男性。

50. 下列哪种儿童疾病女孩比男孩更常见：

d）昼间遗尿症

夜间遗尿症更常见于男孩，而昼间（白天）遗尿症女孩更常见。

51. 下列引起学习能力低下的疾病哪种是常染色体显性

遗传：

c）结节性硬化症。

结节硬化症是一种斑痣性错构瘤病，遗传方式是常染色体显性遗传。

52. 相比痴呆（阿尔茨海默病）而言，下列哪项更可能发生于假性痴呆：

a）正常局部脑血流图

正常局部脑血流图更常见于假性痴呆（如应用 SPECT 检查），而非阿尔茨海默病。

53. 下列哪项因素不增加自杀企图后的自杀风险：

b）女性

有关增加自杀企图后自杀风险的因素包括：

- 强烈的自杀意图
- 精神障碍患者
- 既往企图自杀史
- 社会隔离
- 45 岁以上
- 男性
- 失业或退休
- 患慢性疼痛性疾病

54. 下列关于产后精神病的叙述哪项是错误的：

c）比产后抑郁更常见

10％～15％的母亲会患产后抑郁，而产后期精神病的发生为每 500 活产约有 1 例。

55. 下列哪种不是非典型抗精神病药：

    c) 氟奋乃静

氟奋乃静是典型抗精神病药物。

56. 关于锂治疗，下列哪项叙述是错误的：

    d) 中性粒细胞减少症是重要的副作用。

中性粒细胞减少症是氯氮平治疗的重要副作用。

57. 下列哪一种药物为 SSRI：

    a) 艾司西酞普兰

到编写本书时为止，英国可处方的 SSRIs 类药物包括：

- 氟伏沙明
- 氟西汀
- 舍曲林
- 帕罗西汀
- 西酞普兰
- 艾司西酞普兰

58. 下列哪项不是抑郁症典型的适合认知行为疗法的适应
    不良思维：

    d) 模仿

模仿是一种行为疗法方法，患者完全跟随治疗师的示范，可用于治疗恐怖症和强迫性仪式动作（如担心污染）。

59. 在用单胺氧化酶抑制剂治疗时，下列哪项不需要避免
    应用：

    c) 脱脂乳粉制奶酪

MAOIs 通过抑制外周的升压胺类代谢而与含有酪胺的食物

有危险的相互作用，MAOIs 治疗的患者饮食中的酪胺会导致高血压危象（奶酪反应）。应该避免的食物包括：

- 奶酪（除了脱脂乳粉制奶酪和奶油奶酪）
- 肉浸膏和酵母浸膏（例如牛肉汁、酸制酵母、奥克斯欧肉汁干块）
- 酒精（特别是基安堤、高度的葡萄酒和啤酒）
- 鲱鱼（腌制或熏制）
- 不新鲜的鱼、肉、禽类（如：调过味的野味）
- 动物内脏
- 鳄梨
- 香蕉皮
- 蚕豆荚
- 鱼子酱

脱脂乳粉制奶酪不包含酪胺。

60. 辩护时欲证明一宗凶杀案中的被告不具有一定程度的理智，下列哪项是无效的：

  e）病态人格障碍

在下列情况下被告以没有一定程度的理智作辩护：

- 因为精神错乱而无罪（麦克诺顿条例）
- 限定责任能力（当被指控杀人时，被告可辩护不是犯故意杀人罪而是在限定能力下犯过失杀人罪）
- 因为精神自动症不能形成意图（被告的行为在自己的控制能力之外，如睡行症）

病态人格障碍不包含在内。

扩展配对题

问题

1. 选出最符合下列描述的文化相关综合征。

A 杀人狂（Amok）

B 应激性神经症发作（Ataque de nervios）

C 妄想阵发（Bouffee delirante）

D 大脑疲劳（Brain fag）

E 精神忧郁（Cafard 或 cathard）

F 肾亏症（Dhat）

G 寒冷恐怖症（Frigophobia）

H 狂怒综合征（Hwa-byung）

I 恐缩症（Koro）

J 拉塔病（Latah）

K 凶眼病（Mal de ojo）

L 极地癔症（Piblokto）

M 睡血症（Sangue dormido）

N 符咒魔力（Spell）

O 急性惊恐症（Susto）

P 大人惊风症（taijinkyofusho）

Q 巨神温第高病（Windigo）

R 幽灵附体征（Zar）

1. 见于西非和海地。表现为突然妄想爆发，伴有激越和攻击性行为及明显的意识模糊和精神运动性兴奋。

2. 在韩国出现的一种愤怒综合征，患者为表现失眠、疲劳、惊恐、烦躁不安、心悸和对临近死亡的恐惧。

3. 担心精液丧失，伴有明显的焦虑。

4. 受累男性极度担心他们的阴茎正缩进腹部，并且死亡就要来临。

5. 见于因纽特妇女的一种分离性障碍，它可以导致杀人或自杀。

6. 一种恍惚状态，此时受累个体可能试着与死去的人沟通，并经历短暂的人格改变。

7. 一个长期的抑郁发作，被认为是超自然力量的结果。

8. 一种分离性障碍，患者表现为模仿言语、模仿动作和自动服从。

9. 是一种抑郁性障碍，患者认为他们已经突变成了食人肉的魔怪。

10. 一种具有社交恐怖症共同特点的对人际关系的恐怖症，孩子被过分保护或者没有被适当地允许与他人社会化，导致在成人期出现一些处理社会关系的困难。

2. 下列抗精神病药物的副作用最可能是哪种神经递质活动的结果：

A 抗肾上腺素能作用

B 边缘系统抗多巴胺能作用

C 黑质纹状体系统抗多巴胺能作用

D 结节漏斗系统抗多巴胺能作用

E 抗组胺能作用

F 中枢抗毒蕈碱作用

G 外周抗毒蕈碱作用

H 抗烟碱作用

1. 视物模糊

2. 嗜睡

3. 男性乳房发育

4. 射精不能

5. 静坐不能

6. 尿潴留

7. 发热

8. 体位性低血压

9. 肌张力障碍

10. 惊厥

3. 给下面的妄想信念选出相对应的妄想类型

A 怪异

B Capgras 综合征

C de clerambault 综合征

D Fregoli 综合征

E 虚无

F 夸大

G 贫穷

H 关系

I 自责

J 奥赛罗综合征

K 好诉讼者

L 躯体

M 系统化

1. 患者错误地认为他们将要受到制药公司领导的迫害。

2. 妄想性信念完全是不真实的。

3. 患者在没有任何合乎逻辑根据的情况下，认为他的配偶对他不忠。

4. 一位大学毕业女学生在没有任何理由支持她想法的情况下，却十分坚定地认为她的大学领导深深地爱着她，而且由于地位的原因将不会公开表达他的情感。

5. 一个中年妇女坚信她的儿子被一个长得像她的儿子却不是她儿子的"影印"人所代替。

6. 一患者认为世界不存在了。

7. 一患者认为她的丈夫已经换上了其他人的外表，并且她能从其他人中把他认出来。

8. 一个很富有的男患者认为他已经陷入了经济上的困难时期。

9. 一个 20 岁的男性精神分裂症患者认为收音机经常广播有关他的事，虽然并没有证据表明发生过这些。

10. 一个中年男性认为他是救世主，并将被召唤给世界带来和平与和谐。

4. 为下面学习不能的类型选出最合适的原因

A 常染色体显性遗传

B 常染色体隐性遗传

C 伴 X 染色体遗传

D 染色体异常遗传

E 母亲感染

F 儿童期感染

G 头颅畸形

H 营养或中毒因素

I 缺氧

J 外伤

1. 弓形虫病

2. 莱施-奈恩综合征

3. 神经纤维瘤

4. 半乳糖血症

5. 21 三体综合征

6. Hurler 综合征

7. 酒精婴儿综合征

8. 儿童虐待

9. Rett 综合征

10. 爱德华综合征

5. 为下列各项描述找出最合适的神经症性、应激相关和躯体形式障碍的类型

A 广场恐怖症

B 社交恐怖症

C 特定的恐怖症

D 惊恐障碍

E 广泛性焦虑障碍

F 强迫性障碍

G 急性应激反应

H 创伤后应激障碍

I 适应障碍

J 分离性障碍

K 躯体形式障碍

1. 患者反复体验着被拷问的可怕经历。

2. 患者双上肢下端出现手套样运动和感觉缺失，未发现器质性的原因。

3. 一女性感到不依赖于周围情境的持续焦虑，伴持续性睡眠紊乱，无器质性原因解释她的症状。

4. 一位中年妇女害怕飞行，从她记得起就一直这样。以前，甚至飞机一进跑道她就感到惊恐了。

5. 一位中年妇女为了防止被污染每天要强迫自己洗数次手。她同样也要求其他进入她家的人脱掉可能带来污染的衣服并让他们马上清洗。

6. 一位年轻的男大学生害怕使用公共交通工具和拥挤的人群。他宁愿因此留在家里。

7. 由于一起交通事故，一名男子没有其他精神障碍，但变得严重焦虑和不安，1周内好转。

8. 患者说他有持续、严重、令人苦恼的疼痛。所有的医学检查都是阴性，内科大夫也确定没有器质性原因，但患者仍反复感到症状而且要求反复做检查。

9. 失去母亲后，一个先前具有良好适应能力的男人社会功能出现困难，而且在前半年主观上感到痛苦。

10. 一位 25 岁的女性害怕在公共场合吃东西，害怕与他人一对一见面。

6. 为下列异常性唤醒刺激物的形式选出最合适的性偏好障碍

A 嗜粪症

B 露阴症

C 恋物症

D 恋物性易装症

E 摩擦症

F 灌肠性欲倒错

G 恋尸症

H 恋童症

I 施虐受虐症

J 恋尿症

K 窥阴症

L 嗜动物症

1. 靠着一个不同意的人摩擦

2. 与尸体发生性行为

3. 将粪便排在自己身上

4. 与动物发生口腔生殖器性交

5. 灌肠

6. 施加疼痛

7. 皮革物体

8. 穿异性的衣服

9. 观察毫无察觉的人从事性行为

10. 向陌生人暴露生殖器

答案及解析

1.

1. C **妄想阵发**　妄想阵发见于西非和海地。患者表现为突然妄想爆发，伴有激越和攻击性行为及明显的意识模糊和精神运动性兴奋。

2. H **狂怒综合征**　狂怒综合征见于韩国，是一种愤怒综合征，患者表现失眠、疲劳、惊恐、烦躁不安、心悸和对临近死亡的恐惧。

3. F **肾亏症**　肾亏症见于印度，尤其见于年轻男性，显著特征是在性交或手淫时出现焦虑、不安和与射精有关的疑病观念。患者认为精液正随尿液流失，而且描述尿色发白。在印度神话中精液被视为一种"生命液"，精液的流失可能伴随着虚弱和衰竭感以及罪恶感。

4. I **恐缩症**　恐缩症见于东南亚，尤其是马来西亚人，同时也见于中国的部分地区。受累的男性极度担心他们的阴茎正缩进腹部，并且死亡就要来临。

5. L **极地癔症**　极地癔症见于因纽特妇女，是一种分离性障碍，它可以导致杀人或自杀。

6. N **符咒魔力**　符咒魔力见于美国南部的非洲裔美国人和高加索白人，是一种恍惚状态，此时受累个体可能试着与死去的人沟通，并经历短暂的人格改变。

7. O **急性惊恐征**　急性惊恐征见于高安第斯山。它意为"害怕"或"灵魂丧失"。它是一个长期的抑郁发作，被认为是超自然力量的结果。

8. **J 拉塔病** 拉塔病见于远东和北非，是一种分离性障碍，患者表现为模仿言语、模仿动作和自动服从。

9. **Q 巨神温第高病** 巨神温第高病见于北美洲印第安人部落，是一种抑郁性障碍。患者认为他们已经突变成了食人肉的魔怪。

10. **P 大人惊风症** 大人惊风症见于日本、韩国和中国。意思是对人际关系的恐惧，具有普通社交恐怖症某些特点。孩子们被过分保护而且不允许与他人适当交往，导致在成年期在应对某些社会关系上有困难。

2.

1. **G 外周抗毒蕈碱作用** 外周抗毒蕈碱（抗胆碱能）作用导致口干、视物模糊、尿潴留和便秘。

2. **E 抗组胺能作用** 抗组胺能作用导致嗜睡。

3. **D 结节漏斗系统抗多巴胺能作用** 在结节漏斗系统抗多巴胺能作用导致高泌乳素血症，引起溢乳、男性乳房发育、月经不调、精子减少和性欲下降。

4. **A 抗肾上腺素能作用** 抗肾上腺素能作用导致体位性低血压和射精不能。

5. **C 黑质纹状体系统抗多巴胺能作用** 黑质纹状体系统的抗多巴胺能作用导致锥体外系副作用（帕金森综合征、肌张力障碍、静坐不能和迟发型运动障碍）。非典型抗精神病药引起锥体外系副作用的倾向较低。

6. **G 外周抗毒蕈碱作用** 外周抗毒蕈碱（抗胆碱能）作用导致口干、视物模糊、尿潴留和便秘。同样见于使用三环类抗抑郁药治疗时。

7. F **中枢抗毒蕈碱作用** 中枢抗毒蕈碱作用导致惊厥和发热。

8. A **抗肾上腺素能作用** 抗肾上腺素作用导致体位性低血压和射精不能。

9. C **黑质纹状体系统抗多巴胺能作用** 黑质纹状体抗多巴胺能作用导致锥体外系副作用，如肌张力障碍。急性肌张力反应包括伸舌、面部歪扭、角弓反张、痉挛性斜颈和动眼危象。

10. F **中枢抗毒蕈碱作用** 中枢抗毒蕈碱作用导致惊厥。

3.

1. K 好诉讼者

2. A 怪异

3. J 奥赛罗综合征

4. C De Clerambault 综合征

5. B Capgras 综合征

6. E 虚无

7. D Fregoli 综合征

8. G 贫穷

9. H 关系

10. F 夸大

妄想的类型

妄想类型	妄想信念
被害妄想（好诉讼者妄想）	认为自己被迫害
贫穷妄想	认为自己陷入贫穷

妄想类型	妄想信念
关系妄想	别人的行为、目标和事件（如电视、广播、报纸）特指他自己；当上述思维达不到妄想程度时，称为牵连观念
自罪妄想	认为自己犯了罪
钟情妄想（de clerambault 综合征）	认为另外一个人深爱自己（通常发生在女性，认为一个具有较高社会地位的男人深爱自己）
嫉妒妄想（病理性嫉妒、妄想性妒忌、奥赛罗综合征）	认为配偶或爱人不忠实
夸大妄想	夸大自己的力量和重要性
相似者妄想（替身错觉，见于 Capgras 综合征）	认为自己认识的一个人被另一个极其相似的人所替代
Fregoli 综合征	认为熟悉的人换了外貌，并能从其他人中被认出
虚无	认为他人、自己或世界都不存在了或正在停止存在
躯体	妄想信念是关于自己身体功能的
怪异	信念完全不真实并且很怪异
系统化	与一个主题相关联的一组妄想或一个从多方面详尽阐述的妄想

4.

1. E 母亲感染
2. C 伴 X 染色体遗传
3. A 常染色体显性遗传
4. B 常染色体隐性遗传

5. D 异常染色体遗传

6. B 常染色体隐性遗传

7. H 营养或中毒因素

8. J 外伤

9. C 伴 X 染色体遗传

10. D 异常染色体遗传

学习能力低下的原因

遗传	常染色体显性遗传	斑痣性错构瘤病（结节性硬化症、多发性神经纤维瘤、Hippel-Lindau 综合征、Sturge-Weber 综合征）、亨廷顿病、acrocallosal 综合征
	常染色体隐性遗传	苯丙酮尿症、高胱氨酸尿症、半乳糖血症、泰-萨克斯病、Hurler 综合征
	伴 X 染色体	脆性 X 染色体综合征、莱施-奈恩综合征、Rett 综合征
染色体异常		唐氏综合征，爱德华综合征、Patau 综合征，猫叫综合征、21 三体综合征
母亲感染		妊娠 16 周内感染（病毒性）风疹、弓形体病、巨细胞病毒、先天性梅毒、李斯特菌病
儿童期感染		脑炎、脑膜炎
头颅畸形		脑积水、小头畸形
营养和中毒性因素		胎盘功能异常、营养不良、低血糖、酒精婴儿综合征、铅中毒
缺氧		
外伤		意外受伤、儿童虐待、围生期创伤

5.

1. **H 创伤后应激障碍** 这是对一种具有异乎寻常的威胁性或灾难性应激事件或情境发生的延迟或延长性反应，这类事件或情境几乎能使每个人产生弥漫的痛苦（例如拷打或强奸）。患者表现为在闯入性记忆（闪回）或睡梦中反复再现创伤场面，在麻木感和情感迟钝的持续背景下发生与他人疏远以及回避易使人联想起创伤的任何事情（ICD-10）。

2. **J 分离性障碍** 这是运动和感觉的分离性障碍，没有器质性病因的运动丧失或阻碍，或感觉缺失。注意那种手套样分布是不符合生理解剖学的。

3. **E 广泛性焦虑障碍** 这种障碍的基本特征为泛化且持续的焦虑，不局限于甚至不是主要见于任何特定的外部环境，如它是自由浮动性的（ICD-10）。症状可以由交感神经活动过度、肌肉紧张和过度换气而引起，通常包括持续的神经紧张、发抖、肌肉紧张、出汗、头重脚轻感、心悸、头晕、口干、上腹部不适和尿急、尿频。患者也可发生睡眠紊乱，典型表现为躺在床上焦虑不堪而导致最初的失眠。

4. **C 特定的恐怖症** 特定的恐怖症限于高度特定的情境，例如接近动物、高处、雷鸣、黑暗、飞行、封闭的空间、吃某些食物、看牙病和害怕暴露于特殊的疾病［如艾滋病和放射疾病（ICD-10）］。一旦接触可触发的情境即可引起惊恐发作。

5. **F 强迫性障碍** 在这种障碍中，反复出现的强迫思维和强迫动作可以认识到是属于自己的，而且抵制不成功，即使在长期病例中这种抵制也是无效的。强迫观念几乎总是令人痛苦的，因为这种观念往往是强烈、猥亵或是无意识的，强迫动作或仪式不是令人愉快的或是有用的，例如洗手。

6. A **广场恐怖症**　由引起焦虑的多种恐怖组成，包括害怕离家（如害怕进入商店）、拥挤的人群、公共场所和用公共交通工具独自旅行，患者变得闲居家中。这些恐怖情境的特点是缺少马上可到达的出口（ICD-10）。

7. G **急性应激反应**　无其他精神障碍的个体面对特殊的身体和（或）精神应激（如意外事故或自然灾难）时反映出的显著严重的一过性障碍。通常在几小时或几天内消退（ICD-10）。

8. K **躯体形式障碍**　反复陈述自己的躯体症状，并坚持要求做医学检查，尽管反复检查都是阴性，医生也再三保证并不存在躯体障碍（ICD-10）。对这一情况的特殊病例，患者表现为持续的躯体形式的疼痛障碍，这是躯体形式障碍的一个亚型。

9. I **适应障碍**　适应障碍是主观痛苦和情绪紊乱的状态（如抑郁或焦虑反应），通常会影响患者的社会功能和行为表现，出现于对重大的生活改变或应激性生活事件的适应期间（如丧失亲人、分离、移民或是严重的躯体疾病）（ICD-10）。

10. B **社交恐怖症**　这种患者主要害怕在相对小的群体（如相对拥挤）中被别人注视，导致回避社交情境，比如在公共场合吃东西、在公共场合说话和与异性会面（ICD-10）。

6.

1. E 摩擦症
2. G 恋尸症
3. A 嗜粪症
4. L 嗜动物症
5. F 灌肠性欲倒错
6. I 施虐受虐症
7. C 恋物症
8. D 恋物性易装症
9. K 窥阴症
10. B 露阴症

性偏好障碍

障碍	引起性唤醒的刺激物
恋物症	无生命物体（恋物），例如：橡皮、塑料或皮革制品
恋物性易装症	穿着异性的服装
露阴症	向陌生人暴露生殖器
窥阴症	观察毫无察觉的人脱衣和（或）从事性或私密行为（与看色情表演不同，表演者知道他们被观看）
恋童症	与青春前期的儿童发生性活动
施虐受虐症	性活动包括奴役或者施加痛苦或者羞辱（受虐狂者宁愿接受这样的刺激，反之施虐狂者更愿意成为它的实施者）
摩擦症	靠在一个不同意的人身后碰触和摩擦
恋尸症	与尸体发生性活动

障碍	引起性唤醒的刺激物
嗜动物症	以动物为混合性的性幻想和性活动对象，包括手淫、口腔生殖器交和性交
嗜粪症	性快感与将粪便排在伴侣身上或伴侣将粪便排在自己身上相伴随
灌肠性欲倒错	性快感与经直肠灌入灌肠剂相伴随
恋尿症	性快感与将尿液排在伴侣身上或伴侣将尿液排在自己身上相伴随

（岳玲梅　王聪哲译，王丽萍校）

附录 I
精神卫生立法

本附录简要涵盖了英格兰和威尔士使用的 1983 年版精神卫生条例的各个方面。该法案近来被修正为 2007 年版精神卫生条例。苏格兰相应的立法为（苏格兰）1984 年版精神卫生条例，而北爱尔兰为（北爱尔兰）1986 年版精神卫生条例。

第 1 部分：定义

精神障碍

精神障碍是指精神上的任何障碍或残疾。

学习能力低下

精神发育停止或发育不全状态，包括显著的智能和社会功能损害。

患者

一个有或者表现精神障碍的人。

医学治疗

包括护理、心理干预和特异的精神卫生功能康复、康复和照料。该条例中任何与精神障碍相关的医学治疗标准都应作为医学治疗的参考依据，目的是减轻患者的痛苦，或者缓解一个或多个症状或体征，或者防止恶化。

责任医师

专门负责患者治疗的注册医师或者资格医师，即精神科顾问医生；如果无法获得他（她）的帮助，那么目前负责患者治疗的医生可以代理。

资格医师

根据条例第 12 部分经国务卿（授权给地方卫生部门）批准的注册医生，具有精神障碍诊断和治疗的特殊经验的资格。

资格精神卫生专家（资格社工）

指经过适当培训后地方社会服务当局可以提出强制住院申请的官员；医院年长的社工持有资格精神卫生专家（资格社工）的名单。

至亲

下列生存着的人中，一级亲属较二级亲属更具有优先权，两个同类或同一水平亲缘关系的亲属中，年长者有优先权：

a. 丈夫或妻子（或者'法定配偶'）

b. 儿子或女儿

c. 父亲或母亲

d. 兄弟或姐妹

e. 祖父或祖母

f. 孙子、孙女

g. 叔舅或姑姨

h. 侄子（外甥）或侄女（甥女）

通常与患者一起生活或者照顾患者的亲属也会具有优先权。

需要注意的是精神卫生条例没有"精神疾病"这一条目的定义；它的操作性定义随每例个案的临床判断。

按该条例并没有把酒精或者药物依赖看作是一种障碍或者精神残疾。

第2部分：住院评估

目的

为患者住院而评估。

理由

患者精神障碍的种类和程度使他（她）至少要留院一段时期接受评估（或者在治疗同时进行评估）；而且患者应该被留院以确保他（她）本人健康或安全或者保证其他人的安全。

医学建议

由2名注册医生提出：

- 其中一名注册医生必须是资格医师
- 除特殊情况外，第2条医学建议应该由掌握患者以往信息的医师提出。至于全科医生，"掌握以往的信息"包括同一诊所中讨论过患者病情的所有全科医师。当这种情况无法实现时，比如说如果患者没有在全科医师处登记过，那么需要一个资格医师提供第2条医学建议。

这2名医生应该同意并声明提出医学建议遵循两个理由。理论上他们应该一起检查患者，然后与此同时共同完成和签署联合医学建议表格（表3）。如果他们单独地检查患者，2次检查的时间间隔不要超过5天，而且要使用单独的医学建议表格（表4）。

申请

由资格精神卫生专家（资格社工）或者至亲提出，申请者必须从提出申请之日起2周内照看过患者。通常资格社工是正当的申请人，可依照他（她）专业的观点、法律知识以及本地资源，同时要考虑潜在的有害作用，患者至亲申请可能会对患者有影响。医生应建议至亲最好由资格社工评估患者是否有强制住院的必要，如果其认为有必要住院就提出申请。行医法（1990）规定为了避免影响资格社工进行评估，医生不要建议至亲提出申请。

持续时间

自入院之日起，持续28天。除非获得进一步的隔离权，否则患者在这段时期结束时必须出院。

出院的权力

主管医生、医院管理者或者至亲可以让患者出院，但是如果主管医生认为患者有危险的话，那么管理者可以通过至亲阻止患者出院。在这种情况下，至亲可在28天内向法庭提出申请。患者可以在被隔离的前14天内向精神卫生监察法庭提出申请。

根据第 2 部分强制入院的要点

在决定是用第 2 部分还是第 3 部分（见下）时，行医法（1990）列出如下要点，以选择第 2 部分而不是第 3 部分：

- 患者的诊断和预后情况都不清晰
- 需要住院评估以制订治疗计划
- 需要判断患者入院后是否自愿接受治疗
- 患者已经接受过评估，而且之前曾根据精神卫生条例被强制住院，但前一次住院后出现改变且需要进一步的评估
- 患者未曾住过院，不管是强制的还是自愿的

第 3 部分 : 住院治疗

目的

强制患者入院治疗他（她）的精神障碍。

理由

患者精神障碍的种类和程度使他（她）需要住院接受医学治疗；而且这种治疗能减轻精神障碍或精神损害带来的痛苦或者防止他（她）的情况恶化；而且为了其他人的健康和安全，患者也有必要接受这种治疗，根据第 3 部分除非他（她）留院否则无法提供这种治疗。这个条例中与精神障碍患者有关的适当的医学治疗的标准也是对于患者自身最合适的医学治疗的参考，要考虑到精神障碍的种类和程度以及他（她）的其他所有情况。

医学建议

与第 2 部分一样由 2 名注册医生提出。使用的联合医学建议表格是表 10；如果 2 名医生单独检查患者，则要使用单独的医学建议表格（表 11）。

申请

与第 2 部分一样。至亲的反对意见妨碍了资格精神卫生专家（资格社工）提出第 3 部分的申请。

持续时间

持续 6 个月。到期后责任医师会延续 6 个月的治疗，并且每年定期复查。

出院的权力

经过责任医师、医院管理者或至亲观察 72 小时后患者方可出院，如果责任医师认为患者很危险则不能出院。在这种情况下，至亲为了患者的利益可以在接到通知后 28 天内向精神卫生监察法庭提出申请。

患者可以在入院 6 个月内向精神卫生监察法庭上诉。如果患者未上诉而被继续留院 6 个月，医院管理者必须主动向法庭递交病历。

根据第 3 部分强制入院的要点

在决定是用第 2 部分还是第 3 部分时，行医法（1990）给出了如下要点选择第 2 部分而不是第 3 部分：

- 患者既往入院治疗过，临床治疗组已了解且最近已对其进行过评估，认为患者需要强制入院治疗其精神障碍

- 根据第2部分患者已经入院，但根据精神卫生条例评估其精神障碍需要进一步的医学治疗；当根据第2部分得出患者需要继续留院的结论时，患者不愿非正式地继续留院并接受治疗
- 根据第2部分患者被留院，而且根据精神卫生条例评估需要一段超过第2部分规定的28天的治疗。在这种情况下，应根据第3部分尽早提出留院的申请，而不应延迟到第2部分规定的留院期限结束时

不能为了避免向至亲咨询或者因为预计给予的治疗少于精神卫生条例规定的28天就用第2部分代替第3部分。

· ·

第4部分：紧急住院

目的

急诊申请入院接受评估。

理由

根据精神卫生条例第4部分患者需要紧急入院并留院（理由与第2部分相同）。

医学建议

只需要第2部分中的2名注册医生（尚未成为资格医师）中的1名便可以提出。患者应在医疗检查后24小时内入院（或者如果初期可在提出申请后24小时内）。

申请

由至亲或者1名资格精神卫生专家（资格社工）提出，

这些人必须在提出申请之前的 24 小时内观察过患者。

持续时间

自入院起持续 72 小时。

出院的权力

72 小时结束后，可有如下选择：

- 患者出院
- 患者继续接受非正式治疗
- 可接受另外一条医学建议并与第 1 条医学建议一起使用，允许满足第 2 部分留院的要求
- 着手申请第 3 部分的强制入院

无上诉程序。

目标

精神卫生条例的第 2、第 3 和 第 4 部分的总体目标如下：

- 允许强制精神障碍患者入院，以便对其进行评估和（或）治疗
- 保护那些在患者未被收住院时存在危险的其他人
- 保护那些没有精神障碍的人不会被不适当地强制留院

（蒋克、胡晓辉译，郑琳校）

附录 II
ICD-10 分类

. . . .

这个附录简单地概述了由（联合国）世界卫生组织1992 年出版的第 10 版国际疾病分类法。

器质性（包括症状性）精神障碍

F00　阿尔茨海默病性痴呆

F01　血管性痴呆

F02　分类于他处的其他疾病引起的痴呆

F03　未特指的痴呆

F04　器质性遗忘综合征，不是由酒精和其他精神活性物质所致

F05　谵妄，不是由酒精和其他精神活性物质所致

F06　由于脑损害和功能障碍及躯体疾病引起的其他精神障碍

F07　由于脑部疾病、损害和功能障碍引起的人格和行为障碍

F09　未特指的器质性或症状性精神障碍

使用精神活性物质引起的精神和行为障碍

F10　由于使用酒精引起的精神和行为障碍

F11　由于使用类阿片药引起的精神和行为障碍

F12　由于使用大麻类物质引起的精神和行为障碍

F13　由于使用镇静剂或催眠剂引起的精神和行为障碍

F14　由于使用可卡因引起的精神和行为障碍

F15　由于使用其他兴奋剂（包括咖啡因）引起的精神和行为障碍

F16　由于使用致幻剂引起的精神和行为障碍

F17　由于使用烟草引起的精神和行为障碍

F18　由于使用挥发性溶剂引起的精神和行为障碍

F19　由于使用多种药物和其他精神活性物质引起的精神和行为障碍

精神分裂症、分裂型障碍和妄想性障碍

F20　精神分裂症

F21　分裂型障碍

F22　持久的妄想性障碍

F23　急性而短暂的精神病性障碍

F24　感应性妄想性障碍

F25　分裂情感性障碍

F28　其他非器质性精神病性障碍

F29　未特指的非器质性精神病

心境（情感）障碍

F30　躁狂发作

F31　双相情感障碍

F32　抑郁发作

F33　复发性抑郁障碍

F34 持续性心境（情感）障碍

F35 其他心境（情感）障碍

F39 未特指的心境（情感）障碍

神经症性、应激相关以及躯体形式障碍

F40 恐怖性焦虑障碍

F41 其他焦虑障碍

F42 强迫性障碍

F43 严重应激反应及适应障碍

F44 分离（转换）性障碍

F45 躯体形式障碍

F48 其他神经症性障碍

与生理紊乱和躯体因素有关的行为综合征

F50 进食障碍

F51 非器质性睡眠障碍

F52 非器质性障碍或疾病引起的性功能障碍

F53 与产褥期有关的精神和行为障碍，不可归类在他处者

F54 与归类在他处的障碍或疾病有关的心理和行为因素

F55 非依赖性物质滥用

F59 与生理紊乱和躯体因素有关的未特指的行为综合征

成人人格和行为障碍

F60　特异性人格障碍

F61　混合型和其他人格障碍

F62　持久性人格改变，不是由脑损害和疾病所致

F63　习惯和冲动障碍

F64　性身份障碍

F65　性偏好障碍

F66　与性发育和性取向有关的心理和行为障碍

F68　成人人格和行为的其他障碍

F69　未特指的成人人格和行为障碍

精神发育迟滞

F70　轻度精神发育迟滞

F71　中度精神发育迟滞

F72　重度精神发育迟滞

F73　极重度精神发育迟滞

F78　其他精神发育迟滞

F79　未特指的精神发育迟滞

心理发育障碍

F80　特定性言语和语言发育障碍

F81　特定性学习技能发育障碍

F82　特定性运动功能发育障碍

F83　混合性特定性发育障碍

F84　弥漫性发育障碍

F88 其他心理发育障碍

F89 未特指的心理发育障碍

通常起病于童年与青少年期的行为和情绪障碍

F90 多动性障碍

F91 品行障碍

F92 品行和情绪混合性障碍

F93 特发于童年的情绪障碍

F94 特发于童年和青少年的社会功能障碍

F95 抽动障碍

F98 通常起病于童年和青少年期的其他行为和情绪障碍

未特指的精神障碍

F99 精神障碍，其他方面未特指

（胡晓辉译，张顺校）

附录Ⅲ
DSM-Ⅳ-TR 分类

∙∙

这个附录简单地概述了由美国精神科学会 2000 年出版的第 4 版正文修订的 DSM-Ⅳ，分成 5 个轴。

    轴Ⅰ   临床障碍

            可能成为临床注意焦点的其他情况

    轴Ⅱ   人格障碍

            精神发育迟滞

    轴Ⅲ   躯体情况

    轴Ⅳ   心理社会和环境问题

    轴Ⅴ   全面功能评估

∙∙

轴Ⅰ：临床障碍；可能成为临床注意焦点的其他情况

通常在婴儿、儿童或青少年期首次诊断的障碍（除外在轴Ⅱ编码的精神发育迟滞）

    学习障碍

    运动技巧障碍

    交流障碍

    全面发育障碍

- 孤独障碍
- Rett 障碍
- 儿童期瓦解性障碍
- Asperger 障碍
- 未加标明的全面发育障碍
注意缺陷及破坏性行为障碍
婴幼儿喂养和饮食障碍
抽动障碍
排泄障碍
- 遗粪症
- 遗尿症
婴儿、儿童或少年期的其他障碍

谵妄、痴呆、遗忘障碍及其他认知障碍

谵妄
痴呆
遗忘障碍
其他认知障碍

躯体情况所致的精神障碍

与物质有关的障碍

与酒精有关的障碍
与苯丙胺（或类苯丙胺）有关的障碍
与咖啡因有关的障碍
与大麻有关的障碍

与可卡因有关的障碍

与致幻剂有关的障碍

与吸入剂有关的障碍

与尼古丁有关的障碍

与阿片类有关的障碍

与苯环利定（或类苯环利定）有关的障碍

与镇静药、催眠药或抗焦虑药有关的障碍

与多种物质有关的障碍

与其他（或未明）物质有关的障碍

精神分裂症及其他精神病性障碍

精神分裂症

分裂样障碍

分裂情感性障碍

妄想性障碍

短暂精神病性障碍

感应性精神病性障碍

一般医疗情况所致的精神病性障碍

物质引起的精神病性障碍

未加标明的精神病性障碍

心境障碍

抑郁障碍

双相障碍

焦虑障碍

惊恐障碍不伴广场恐怖

惊恐障碍伴广场恐怖
广场恐怖不伴惊恐障碍史
特定恐怖症
社交恐怖症
强迫障碍
创伤后应激障碍
急性应激障碍
广泛焦虑障碍
一般医疗情况所致的焦虑障碍
物质引起的焦虑障碍
未加标明的焦虑障碍

躯体形式障碍

躯体化障碍
未分化的躯体形式障碍
转换障碍
疼痛障碍
疑病症
躯体变形障碍
未加标明的躯体形式障碍

做作性障碍

分离性障碍

分离性遗忘症
分离性神游症

分离性身份障碍

人格解体障碍

未加标明的分离性障碍

性及性别身份障碍

性功能失调

- 性欲障碍
- 性兴奋障碍
- 性乐高潮障碍
- 性疼痛障碍
- 由于躯体情况所致的性功能失调

性欲倒错

- 露阴症
- 恋物症
- 摩擦症
- 恋童症
- 性受虐症
- 性施虐症
- 恋物性易装症
- 窥阴症
- 未加标明的性欲倒错

性别身份障碍

进食障碍

神经性厌食

神经性贪食

未加标明的进食障碍

睡眠障碍

原发性睡眠障碍
- 睡眠失调
- 睡中异常

与其他精神障碍有关的睡眠障碍

其他睡眠障碍

未列入其他分类的冲动控制障碍

适应性障碍

可能成为临床注意焦点的其他情况

轴Ⅱ：人格障碍；精神发育迟滞

人格障碍

偏执性人格障碍

分裂样人格障碍

分裂型人格障碍

反社会性人格障碍

边缘性人格障碍

表演性人格障碍

自恋性人格障碍

回避性人格障碍

依赖性人格障碍

强迫性人格障碍

精神发育迟滞

轻度精神发育迟滞

中度精神发育迟滞

重度精神发育迟滞

极重度精神发育迟滞

严重程度未能标明的精神发育迟滞

轴Ⅲ：躯体情况

传染性疾病和寄生虫病

肿瘤

内分泌、营养和代谢疾病及免疫障碍

血液和造血器官疾病

神经系统和感觉器官疾病

循环系统疾病

呼吸系统疾病

消化系统疾病

泌尿、生殖系统疾病

妊娠、分娩和产褥期并发症

皮肤和皮下组织疾病

肌肉骨骼系统和结缔组织疾病

先天异常

明确发生于围生期的情况

症状、体征及不明确的情况

损伤和中毒

轴Ⅳ：心理社会和环境问题

基本支持人员的问题

与社会环境有关的问题

教育问题

职业问题

住房问题

经济问题

医疗服务问题

与法律部门打交道/犯罪有关的问题

其他心理、社会和环境问题

轴Ⅴ：全面功能评估

轴Ⅴ用于报告医师对患者整个功能水平的判断。这一资料对于制订治疗计划、评估治疗的影响和预后是有作用的。

（胡晓辉译，张顺校）

词汇表

急性中毒 一种使用精神活性物质以后出现的短暂状态，引起生理、心理或者行为功能的改变和反应

情感 一种可察行为的模式，这种行为表达了一种主观体验的感受状态（情绪），并且反映出随时间而变化的各种情绪状态

激越 活动过多伴有内心紧张感

失认性失读 能看见字，但不会读

广场恐怖症 意即"害怕集会场所"，是一种高水平的焦虑伴有多种恐怖性症状的综合征，包括害怕拥挤的场所、打开再关闭的空间、商场、社交场合和乘坐公共交通工具

述情障碍 在感知和描述自己的情绪上有困难

矛盾意向 完成一个自愿的动作时却做出一连串不完全的动作

矛盾情绪 对同一事情同时存在两种相互对立的冲动

遗忘症 不能回想过去的经历

杀人狂 见于东南亚。在抑郁发作后出现突然发作的过激行为，表现为疯狂的暴力行为

快感缺失 丧失体验快感的能力

病感失认 对疾病不能觉察

焦虑症 是由于预期外部或内部的危险而出现的不安感或紧张感

情感淡漠 超然或冷漠的状态，伴有情绪基调和感受快乐能力的丧失

注意力 将注意集中到某项活动的能力

自动症 行为在自己的控制能力之外，如睡行症

自窥症（镜像幻影） 是一种能看见自己的幻觉

自身部位失认症 指不能按要求说出、识别或指出身体的某一部位

情感迟钝 情感表达减少

Capgras 综合征 患者坚信自己认识的一个人被另一个极其相似的人所替代

中间性（语法性）失语 不能按照正常的顺序编排字词

病理性赘述 思维缓慢并掺有无关的琐碎内容。思维目标最终会实现，就是很慢

音联 讲话中选择字词根据其发音而不是意思，包括押韵和意联

意识混浊 患者表现为嗜睡，对刺激反应不全，伴有注意、专心、记忆、定向和思维的紊乱

体感异常状态 指对身体局部感知的歪曲

昏迷 患者处于深昏迷时，既对疼痛无反应，也没有自发性自主活动，腱反射、瞳孔反射和角膜反射消失

强迫动作或强迫性仪式动作 是指一种反复的、刻板的、表面上有目的的行为。还指强迫性仪式动作和强迫思维的行为部分，如反复检查和仪式性洗涤

集中力 保持注意的能力

具体思维　缺少抽象思维，幼年时正常，发生于成年脑器质疾病和精神分裂症

虚构　以错误的记忆填补记忆的空白

Cotard 综合征　是一种虚无妄想障碍，例如患者认为他们的钱财、朋友或身体的某部分不存在了

反移情　指治疗师把自己的情感和态度转移到患者身上

文化相关综合征　发生在某些非西方国家的特殊精神障碍

防御机制　一种保护意识不受无意识感情、思维以及需求影响的心理机制

似曾相识　对情景再认的错觉

似曾思考　对一种新想法再认时出现的错觉

谵妄　患者处于混乱的状态，有定向障碍和烦躁不安。这种情况可伴有恐惧和幻觉

嫉妒妄想（病理性嫉妒、妄想性嫉妒、奥赛罗综合征）　认为配偶或爱人不忠实的妄想信念

关系妄想　别人的行为、目标和事件（如电视、广播、报纸）特指他自己；当上述思维达不到妄想程度时，称为牵连观念

妄想　一种由于对外界现实错误的推理而产生的错误的个人信念。不管别人的信念，也不管不可争辩的现实和相反的证据而顽固坚持。这种信念不是相同亚文化的其他个体通常所支持的

相似者妄想（错觉）（替身错觉）　认为自己认识的一个人被另一个极其相似的人所替代，常见于 Capgras 综合征

妄想知觉　毫无理由地给某种熟悉、真实的知觉赋予新的妄想性含义

痴呆 指无意识损害时大脑的器质性智能损害

否认 主体表现为好像有意识地不去觉察某种愿望和现实

依赖综合征 精神活性物质的使用较其他曾经更重要的行为有更高的优先权。患者有强烈的不可抗拒的渴求希望持续或者定期使用这些物质

人格解体 自我感知的改变，或某些方面不真实

抑郁 一种低落或压抑的心境，伴随着**快感缺失**，丧失参加照常进行的、愉快的活动的能力。而正常的悲伤或悲哀是对丧失的一种适切的反应。

抑郁性迟缓 精神运动性迟缓发生在抑郁症时的一种较少的表现形式

现实解体 环境看起来不真实

联想障碍 见于精神分裂症的一种言语障碍，如马步思维和词句杂拌

置换 对一个人或物体的想法和感情转移到另一个人或物体上的一种防御机制

分离性障碍 对身份意识、意识、记忆以及身体运动控制的正常整合出现紊乱的障碍

注意涣散 注意力频繁地被外界无关刺激吸引

DSM-Ⅳ 精神障碍诊断和统计手册第 4 版，由美国精神病学会于 1994 年在华盛顿出版，采用了 5 轴的多轴分类法

构音困难 难以口齿清晰地讲话

病理性心境恶劣 不愉快的心境

模仿言语 自动模仿别人的话

模仿动作 无意识地模仿他人的动作，即使不让做也会去做

狂喜　一种强烈的欣喜若狂状态

自我　呈现知觉的和内部需要系统的分界面。它在无意识水平层面上通过防御机制控制一些随意思维和行为

自大狂　对自身的病理性先占观念

遗觉像　对先前知觉生动、细致的再现，如照相机般记忆

情绪兴奋　一种较正常心境愉快的心境，不一定是病理性的

钟情妄想（de clerambault 综合征）　患者持有某人深深爱着他的妄想信念，而那人通常有较高的社会或者学术地位

情绪欣快　一种夸大了的幸福感，是病理性的

情绪高涨　毫无拘束地表达自己的感受，妄自尊大

表达性（运动性）失语　用词语表达思维有困难，但能理解

域外幻觉　发生在个人感觉域之外的幻觉

害怕　是由于现实威胁引起的焦虑

情感平淡　患者几乎全无表情，典型表现为无表情变化和语调单调

思维奔逸　思维加快，话题随思维不断转换，没有主题，思维的转换建立在偶然的联系、词句之间的联系（如同音韵错误症、谐音癖）、音韵联想（使用相似发音的词）、字意联想（使用同一个字表达多种意思）以及分散刺激上

蚁走感　虫子在皮肤下蠕动的躯体幻觉

自由联想　鼓励在无监察的情况下表达内心所有清晰的想法

自由浮动性焦虑 广泛、无目标的焦虑

Fregoli 综合征 患者认为有一个熟悉的人，通常被认为是患者的迫害者，换了另外的外貌

弗洛伊德口误（失误） 没有监察的情况下随口说出无意识的想法

神游 一种在通常环境中游走的状态，对该过程丧失记忆

功能性幻觉 除幻觉本身外，同时体验到引起幻觉的刺激

全失语 同时存在感受性和表达性失语

幻觉 是没有真实的外界刺激时出现的错误知觉。感知到存在于客观空间，且与正常的知觉有相同的真实感。它不受主观意识控制，只有同时存在现实检验能力受损时才提示是精神病性障碍

幻觉症 意识清晰状态下发生的幻觉，如酒精中毒

半侧肢体失认（半侧人格解体） 患者感到失去了一侧肢体

听觉过敏 对声音的感受性增强

感觉增强 感觉增强的感觉歪曲

运动过度 包括活动过度、注意力涣散、冲动和兴奋，尤其见于儿童

入睡前幻觉 幻觉发生在入睡时，可以见于正常人

觉醒前幻觉 幻觉发生在从睡眠中醒来时，可以见于正常人

感觉减弱 感觉减弱的感觉歪曲

疑病症 疑病是一种先占观念，没有器质性病变为基础，患者害怕患上严重的躯体疾病，其躯体感受不能用疾病来解释

ICD-10 国际疾病分类第 10 版，由世界卫生组织于 1992

年在日内瓦出版

本我 是精神结构中无意识的一部分，其组分一部分为遗传性，一部分为除了被压抑之外的后天获得

牵连观念 见关系妄想

错觉 是对外界刺激的错误知觉

情感不适切 情感与环境不适切，如一个人在他的亲人去世后很快就表现得很高兴

感应性精神病（二联性精神病） 感情上关系密切的两个（或更多）人共患相同的妄想型障碍。一个人患有真正的精神障碍而他（她）的妄想系统诱导了另外的人，被诱导的人可能具有依赖性或智力低下

内向投射和认同 把他人的态度和行为转移到自己身上，帮助自己应付与他人的分离状态的一种防御机制

隔离 某种想法与其他想法相分离的防御机制

旧事如新 对熟悉的情景不能再认

杂乱性失语 是指不连贯、无意义、无逻辑的言语

双侧颞叶切除综合征 以平静、本能亢进、性欲亢进、思维奔逸以及摄食过度为特征，由双侧边缘系统杏仁体损伤所致

马步思维 一种古怪的、突如其来的联想打断了流畅而连续的言语

情感不稳定 情感反复无常、快速变化，如从悲哀转向愤怒

学习能力低下（精神发育迟滞） DSM-Ⅳ 和 ICD-10 对 70 分以下智商的分类

言语痉挛 反复重复最后一个词的最后一个音节

多言癖（健谈） 说话滔滔不绝且散漫，使用大量的词汇

视物显大症 物体显得大而近

被动行为 患者感到他（她）的自由意志被取走，并且外界的力量正控制着他（她）的行为的妄想信念

被动情感 患者感到自己的情感被取走，并且外界的力量正在控制着他（她）的妄想信念

被动冲动 患者感到自己的自由意志被取走，并且外界的力量正控制着他（她）的冲动的妄想信念

作态 重复做看似有意图，实际无意义的动作

犯罪心意 犯罪当时知道自己所作所为是有罪的

人格结构 精神动力学理论上的本我、自我和超我

视物显小症 物体显得小而远

轻度精神发育迟滞 IQ50～70

中度精神发育迟滞 IQ 35～49

单狂 对单一事物病理性的先占观念

心境 是一种弥散而持久的情绪，它显著影响一个人对世界的感知

与心境和谐的妄想 妄想内容与患者心境一致

与心境不和谐的妄想 妄想内容与患者心境不一致

缄默症 一言不发

违拗症 对所要求的无动机抵抗，并试图做相反的动作

语词新作 创作新词或以特殊的方式使用日常词汇

神经症 神经症性障碍，是指患者对疾病有自知力的一种精神障碍，只有部分人格与疾病有关。患者可以区分主观体验和现实，不会在误解的基础上构建错误的外界环境

虚无妄想 认为他人、自己或世界都不存在了或正在停止

存在

命名性失语　不能叫出物体的名字

强迫思维　反复出现的、没有意义的想法，患者明知不合理，至少最初如此，但却不能控制

超价观念　一种不合理、持续、强烈的先占观念，达不到妄想的程度，称为超价观念。这种信念可以被证明是错误的，而且不是相同亚文化的其他个体通常所支持的，伴随着明显的情绪色彩

言语重复　越来越频繁地重复一个词

惊恐发作　伴有或不伴有生理症状的急性、发作性、紧张性焦虑发作

空想性错视　在无有结构的背景下不加意识努力出现鲜明生动的图像

记忆倒错　由于回忆歪曲而致的记忆错误，如虚构症、似曾相识、deja pense 旧事如新、错构

似是而非（近似回答）　对问题的回答尽管明显是错误的，但理解了问题的意思。如问："草是什么颜色的?"患者可能回答:"蓝色"。这种障碍见于 Ganser 综合征，首次描述这种症状是在罪犯候审时

被动现象　一种患者认为自身的某些方面受外界力量所控制，完全不在自我控制之中的妄想（如思维异化、被动情感、被动冲动、被动行为、躯体被动感）

持续言语（言语或动作）　思维活动停滞在某一适当的点上

人格障碍　一种根深蒂固的、持久的行为模式，表现为对广泛的个人和社会情境的僵化反应

幻肢　指截肢后持续感到肢体还存在

恐怖 指对某件事、某个物体或某种情境的一种持续的、不合理的害怕，导致回避这一对象。这种害怕与现实威胁不呈比例，也不合理，但不能自控

恐怖性焦虑 回避焦虑的焦点

躯体依赖 停止使用精神活性物质时机体出现一种适应不良的状态，表现为强烈的躯体紊乱。患者有强烈渴求得到物质以避免出现戒断状态的躯体症状

摆姿势 患者采取一种不舒适或稀奇古怪的姿势保持长时间不动

言语贫乏 言语数量明显减少，可能偶尔仅使用单音节的词回答问题

言语促迫 言语的数量和速度均增加而且很难被打断

原发性妄想 原发性妄想的形成与以前的事件没有任何可识别的联系。它可能始于一种妄想心境，患者感到某些事情不寻常，正在发生什么威胁

极重度精神发育迟滞 IQ<20

投射 把压抑的想法和愿望归属于其他人或物体的防御机制

投射性认同 将别人看成是可以控制和约束的，以此来表现自身被压抑的方面的防御机制

假性痴呆 临床表现像痴呆，但无器质性原因，如患抑郁症时

假性幻觉 表象位于脑内的主观空间，缺乏正常知觉的实在性，主观意识不能控制

心理依赖 一旦一种精神活性物质产生了满足感和心理动力，就需要定期或持续使用该物质以产生快乐或避免出现由它的缺乏引起的心理不适

精神运动性激越 这种过度的活动是无收益的，并且表现很不安，如激越型抑郁症

精神病 患者丧失自知力的精神障碍，伴随人格的完全损伤，在主观体验之外建立错误的环境，也可以发生幻觉以及妄想

纯词聋 能听见字，但不理解

合理化 企图以合乎理性或伦理的方式解释在意识层面上不能接受的情感、想法、愿望的真实动机

反向形成 持有一种与被压抑的愿望直接对立的心理态度的防御机制

感受性（感觉性）失语症 理解词的意思有困难

复制现象 患者感到身体的部分或全部被复制了

反射性幻觉 一种感官的刺激引起另一种感官的幻觉

退行 指退回到早期发育阶段

压抑 将不能接受的情感、想法和愿望压制，使它们保存在无意识状态中的一种防御机制

错构 将错误的细节添加到其他真实的记忆中

选择性疏忽 患者阻抑了令人焦虑的刺激

浅昏迷 浅昏迷患者除了没有自发性运动活动外，对疼痛也没有知觉

重度精神发育迟滞 IQ20～34

单一恐怖 害怕特定的物体（如蜘蛛）或情境

综合失认 视觉失认的一种，指患者不理解一张图片的全部意思，尽管能理解图片上个别的细节

社交恐怖 害怕在公共场合与人交往，如当众讲话、吃饭

躯体被动感 患者感到他（她）是一个外界力量下的躯体

或身体感受的被动接纳者

梦游症 睡行症

嗜睡 嗜睡或思睡患者可以被弱刺激唤醒，并能讲话，可理解其内容，但只一小会儿就再次入睡了

口吃 语流被停顿和重复某些词汇所打断

刻板症 无目的地、规律地重复单调的动作或言语

升华 以社会可接受的方式使无意识愿望得到满足的防御机制

超我 是自我的衍生物，它锻炼自我的判断力并持有伦理道德价值标准

联觉 一个感觉领域的刺激引起了另一感觉领域的幻觉

系统化妄想 与一个主题相关联的一组妄想或一个从多方面详尽阐述的妄想

触幻觉 表皮的躯体幻觉

词不达意（文不对题） 讲话一直没有切入到正题

紧张 在精神运动性活动中不愉快感增加

思维异化 患者相信他（她）的思想受外界力量控制，或其他人参与了他（她）的思维的一种妄想信念，包括思维插入、思维被夺以及思维播散

思维中断 思绪突然被打断，留下一片"空白"，随后不能回想刚才说过的话

思维播散 患者相信他（她）的思维正被他人"读取"，好像它们正在被播散出去

思想插入 患者相信一种思维正被外界力量插入他（她）的大脑

思维被夺 患者相信他（她）的思想正被外界力量从大脑

中抽取走

抽动　涉及一组肌肉的反复、规律的运动

耐受　某种精神活性物质经反复使用后，对中枢神经系统产生的效果较预期的减弱，因此为了达到同样的效果要增加使用剂量

追随现象　移动的物体被看成是一连串独立的不连续的影像，通常是由于服用致幻剂引起

移情　一种无意识的过程，指把在童年期所经历的情感和态度体验转移到治疗师身上来

抵消（已经做过的事）　主体试图做得使以前的想法和行为没有发生过

视觉性说示不能　会写字，但不会读

内脏性幻觉　深层的躯体幻觉

蜡样屈曲（也叫做蜡样屈曲症）　当检查者移动患者身体的一部分时感到塑胶样抵抗（像弯曲一根软橡胶棒），并且那部分保持住检查者摆成的新姿势不变，像"模型"一样

戒断状态　某种精神活性物质重复使用后完全戒断或部分戒断后引起躯体和心理症状，可能并发谵妄或抽搐等

词句杂拌（分裂性言语或言语混乱）　言语不连贯，掺杂的词语不可理解

（冯倩译，王丽萍校）

中英文专业词汇对照表

· ·

A

Addison 病（原发性肾上腺功能减退症）	Addison's disease（primary hypoadrenalism）
阿尔茨海默病	Alzheimer's disease
阿坎酸	Acamprosate
阿立哌唑	Aripiprazole
阿米替林	Amitriptyline
阿片	Opioids
艾司西酞普兰	Escitalopram
氨磺必利	Amisulpride
奥氮平	Olanzapine
奥芬那君	Orphenadrine

B

拔毛狂	Trichotillomania
摆姿势	Posturing
半侧人格解体	Hemidepersonalization
半侧肢体失认	Hemisomatognosis
被动冲动	Made impulses
被动情感	Made feeling
被动现象	Passivity phenomena

被动行为	Made actions/acts
被害（好诉讼者）妄想	Persecutory (querulant) delusions
苯丙胺	Amfetamine
苯二氮䓬类	Benzodiazepines
苯海索	Trihexyphenidyl
苯环利定	Phencyclidine
苯乙肼	Phenelzine
苯扎托品	Benzatropine
庇护所预定铺位	Sheltered accommodation
边缘型人格障碍	Borderline personality disorder
辩护能力	Fitness to plead
表演型人格障碍	Histrionic personality disorder
丙环定	Procyclidine
丙米嗪	Imipramine
病感失认	Anosognosia
病理性（妄想性）嫉妒	Pathological (delusional) jealousy
病理性心境恶劣	Dysphoria
病理性赘述	Circumstantiality
病前人格	Premorbid personality
勃起功能障碍	Erectile dysfunction
布罗卡失语症	Broca's aphasia

C

Cotard 综合征	Cotard's syndrome
产后抑郁症	Postnatal depression
产后忧郁	Postnatal blues
产褥期精神病	Puerperal psychosis
超价观念	Overvalued ideas
超我	Superego

痴呆	Dementia
持续的躯体形式的疼痛障碍（精神性疼痛）	Persistent somatoform pain disorder (psychogenic pain)
持续言语	Perseveration
冲动型人格障碍	Impulsive personality disorder
冲击疗法	Flooding
抽动症	Tics
出神	Trance
穿衣失用症	Dressing apraxia
创伤后应激障碍	Post-traumatic stress disorder
纯字聋	Pure word deafness
脆性 X 染色体综合征	Fragile X syndrome
错构	Retrospective falsification
错觉	Illusion

D

DSM-IV-TR 分类	DSM-IV-TR classification
大人惊风症	Taiginkyofusho
代币法	Token economy
单胺氧化酶抑制剂	Monoamine oxidase inhibitors (MAOIs)
抵消	Undoing
地西泮	Diazepam
癫痫	Epilepsy
电报式语言	Telegraphic speech
电抽搐治疗	Electroconvulsive therapy
垫铃法（或警铃尿垫法）	Bell-and-pad method
丁螺酮	Buspirone
定向力	Orientation
动力性精神病理学	Dynamic psychopathology

短暂性抽动障碍	Transient tic disorder
多动性障碍	Hyperkinetic disorder
多发性梗死（血管性）痴呆	Multi-infarct (vascular) dementia
多毛症	Hirsutism
多奈哌齐	Donepezil
多言癖	Logorrhoea
多饮	Polydipsia

E

额颞叶痴呆	Frontotemporal dementia
恶劣心境（抑郁性神经症）	Dysthymia (depressive neurosis)
儿童虐待	Child abuse
二亚甲基双氧安非他明	MDMA (3,4-methylenedio-xymetham-fetamine, ecstasy)

F

Fregoli综合征	Fregoli's syndrome
伐地那非	Vardenafil
法庭精神病学报告	Psychiatric court report
反苯环丙胺	Tranylcypromine
反社会（社交紊乱）型人格障碍	Antisocial (dissocial) personality disorder
反向形成	Reaction formation
反移情	Countertransference
反应预防	Response prevention
犯罪史	Forensic history
犯罪心意	Mens rea
防御机制	Defence mechanisms
分离	Isolation
分裂情感性障碍	Schizoaffective disorder

分裂性言语	Schizophasia
分裂样人格障碍	Schizoid personality disorder
否认	Denial
夫妻（婚姻）治疗	Couple (marital) therapy
氟奋乃静	Fluphenazine
氟伏沙明	Fluvoxamine
氟哌啶醇	Haloperidol
氟哌噻吨	Flupentixol
氟西汀	Fluoxetine
符咒魔力	Spell
福利车间	Sheltered workshops
附体障碍	Possession disorders
复制现象	Reduplication phenomenon

G

感觉减弱	Hypoaesthesia
感觉性（感受性）失语症	Sensory (receptive) disorder
感觉性（感受性）失语	Receptive (sensory) aphasia
感觉增强	Hyperaesthesia
感应性精神病	Induced psychosis
个人史	Personal history
个体心理治疗	Individual psychotherapy
功能性神经影像技术	Functional neuroimaging
构音困难	Dysarthria
孤独症（Kanner综合征）	Autism (Kanner's syndrome)
观念性失用症	Ideational apraxia
观念运动性失用症	Ideomotor apraxia
广场恐怖	Agoraphobia
广泛性焦虑障碍	Generalized anxiety disorder

H

含有酪氨的食物	Tyramine-containing foods
寒冷恐怖	Frigophobia
好诉讼者（被害）妄想	Querulant（persecutory）delusion
合理化	Rationalization
亨廷顿病	Huntington's disease
红视症	Erythropsia
环性心境	Cyclothymia
幻觉	Hallucination
幻肢	Phantom limb
黄视症	Xanthopsia
挥发性溶剂	Volatile solvents
昏迷	Coma
婚姻治疗	Marital therapy
活动过多	Overactivity
活动减少	Underactivity

J

激越	Agitation
激越性抑郁	Agitated depression
极地癔症	Piblokto
即时回忆	Immediate recall
急性惊恐症	Espanto（susto）
急性惊恐症	Susto
集体心理治疗	Group psychotherapy
记忆倒错	Paramnesias
记忆增强	Hypermnesia
季节性情感障碍	Seasonal affective disorder

既往医疗史	Past medical history
加兰他敏	Galantamine
家庭治疗	Family therapy
家族史	Family history
甲状腺功能减退症	Hypothyroidism
甲状腺功能亢进症	Hyperthyroidism
假性痴呆	Pseudodementia
假性幻觉	Pseudohallucination
缄默症	Mutism
简短焦点心理治疗	Brief focal psychotherapy
简易精神状态检查	Mini mental-state examination
健谈	Volubility
焦虑	Anxiety
焦虑障碍	Anxiety disorder
戒断状态	Withdrawal state
紧张症	Catatonic disorder
进食障碍	Eating disorders
近似回答	Vorbeigehen
经前期综合征	Premenstrual syndrom
惊恐发作	Panic attacks
惊恐障碍	Panic disorder
精神病史	Psychiatric history
精神发育迟滞	Mental retardation
精神分裂症	Schizophrenia
精神分析/精神动力学心理治疗	Psychoanalytic/psychodynamic psycho-therapy
精神活性物质使用	Psychoactive substance use
精神疗法	Psychotherapy
精神外科学	Psychosurgery

精神性疼痛	Psychogenic pain
精神运动性激越	Psychomotor agitation
精神障碍	Mental disorder
精神状态检查	Mental-state examination
酒精	Alcohol
酒精戒断症状	Alcohol withdrawal symptom
酒精依赖综合征	Alcohol dependence syndrome
巨神温第高病	Windigo

K

卡巴拉汀	Rivastigmine
康复	Rehabilitation
抗胆碱酯酶	Anticholinesterase
抗精神病药	Antipsychotic
科萨科夫综合征	Korsakov's syndrome
可卡因	Cocaine
可逆性单胺氧化酶 A 抑制剂	Reversible inhibitors of monoamine oxodase type A
刻板症	Stereotypies
恐怖症	Phobic disorders
恐惧	Phobia
恐缩症	Koro
口吃	Stuttering
库欣综合征	Cushing's syndrome
跨文化精神病学	Transcultural psychiatry
快感缺失	Anhedonia
喹硫平	Quetiapine

L

拉塔病	Latah
蜡样屈曲	Waxy flexibility
劳拉西泮	Lorazepam
锂盐	Lithium salts
利培酮	Risperidone
连续 7 测试	Serial sevens test
联想障碍	Association disorder
路易体痴呆	Lewy body dementia
绿视症	Chloropsia
氯胺酮	Ketamine
氯丙嗪	Chlorpromazine
氯氮平	Clozapine
氯甲西泮	Lormetazepam
氯米帕明	Clomipramine
洛非帕明	Lofepramine
洛非西定	Lofexidine

M

吗氯贝胺	Moclobemide
麦角酸二乙基酰胺	LSD（lysergic acid diethylamine）
麦司卡林	Mescaline
矛盾情绪	Ambivalence
美金刚	Memantine
美沙酮	Methadone
梦的解析	Dreams analysis
梦游症	Somnambulism
迷走神经刺激	Vagus nerve stimulation

米氮平	Mirtazapine
面容失认	Prosopagnosia
命名性失语	Nominal aphasia
模仿	Modelling
模仿动作	Echopraxia
模仿言语	Echolalia
木僵	Stupor

N

纳曲酮	Naltrexone
耐受	Tolerance
男性色情狂	Satyriasis
脑电描记术	Electroencephalography
内向投射	Introjection
尿液检测	Urinary tests
女性色情狂	Nymphomania

P

帕罗西汀	Paroxetine
哌泊塞嗪	Pipotiazine
哌甲酯	Methylphenidate
匹莫齐特	Pimozide
偏执型人格障碍	Paranoid personality disorders
偏执性（妄想性）障碍	Paranoid (delusional) disorders
品行障碍	Conduct disorder
评定量表	Rating scales
评估	Assessment

Q

器质性疾病	Organic disorders
器质性精神分裂症样障碍	Schizophrenia-like organic disorder
潜隐性脑积水	Intermittent hydrocephalus
强迫行为	Compulsion
强迫型人格障碍	Anankastic（obsessive-compulsive）personality disorder
强迫性迟缓	Obsessional slowness
强迫性人格障碍	Obsessive-compulsive personality disorder
强迫性障碍	Obsessive-compulsive disorder
青少年	Adolescent
轻躁狂	Hypomania
情感	Affect
情感不适切	Inappropriate affect
情感不稳定	Labile affect
情感迟钝	Blunted affect
情感淡漠	Apathy
情感平淡	Flat affect
情绪欣快	Euphoric mood
情绪障碍	Emotion disorder
躯体被动感	Somatic passivity
躯体化障碍	Somatization disorder
躯体疾病	Physical illness
躯体形式障碍	Somatoform disorders
躯体依赖	Physical dependence
去甲肾上腺素能和特异性 5-羟色胺能抗抑郁药	Noradrenergic and specific serotonergic antidepressants（NaSSA）

全失语	Global aphasia

R

Russell 征	Russell's sign
人格解体	Depersonalization
人格障碍	Personality disorder
人际关系疗法	Interpersonal therapy
认同	Identification
认知行为疗法	Cognitive-behavioral therapy
认知障碍	Cognitive disorder
认知状态评估	Cognitive state assessment
日光治疗	Phototherapy
瑞波西汀	Reboxetine

S

三氟拉嗪	Trifluoperazine
三环类抗抑郁药	Tricyclic antidepressants
色觉失认	Colour agnosia
杀人狂	Amok
杀人想法	Homicidal thoughts
舍曲林	Sertraline
舍吲哚	Sertindole
社会工作	Social work
社交技能训练	Social skill training
社交恐怖	Social phobia
社交行为	Social behaviour
神经病学检查	Neurological examination
神经精神障碍	Neuropsychiatric disorders
神经性厌食	Anorexia nervosa

神经性贪食	Bulimia nervosa
神经影像	Neuroimaging
神经症性障碍	Neurotic disorders
神经阻滞剂恶性综合征	Neuroleptic malignant syndrome
肾亏	Jiryan
肾亏	Shen-k'uei
肾亏	Sukra prameha
肾上腺功能减退症	Hypoadrenalism
升华	Sublimation
失认性失读	Agnosic alexia
失认症	Agnosia
失用症	Apraxia
失语	Aphasias
实体失认	Astereognosia
视觉失认	Visual agnosia
视觉歪曲	Visual distortions
视觉性说示不能	Visual asymbolia
视空间失认	Visuospatial agnosia
视物显大症	Macropsia
视物显小症	Micropsia
适应障碍	Adjustment disorder
嗜酒狂	Dipsomania
手指失认	Finger agnosia
受教育史	Educational history
书写认识不能	Agraphaesthesia
书写失认	Agraphognosia
述情障碍	Alexithymia
数字功能	Number functions
双硫仑	Disulfiram

双相障碍	Bipolar disorder
双重易装症	Dual-role transvestism
睡眠实验室研究	Sleep laboratory studies
睡眠紊乱	Sleep disturbance depressive episodes
睡行症	Sleep walking
睡血症	Sangue dormido
司法精神病学	Forensic psychiatry
思睡	Somnolence
思维被夺	Thought withdrawal
思维奔逸	Flight of ideas
思维播散	Thought broadcasting
思维插入	Thought insert
思维内容	Thought content
思维异化	Thought alienation
思维障碍	Thought disorder
思维中断	Thought blocking
思维阻断法	Thought stopping
似曾思考	Déjà pensé
似曾听闻	Déjà entendu
似曾相识	Déjà vu

T

他达拉非	Tadalafil
唐氏综合征	Down's syndrome
体格检查	Physical examination
体重减轻	Weight loss
替马西泮	Temazepam
替身综合征	Capgras's syndrome
听觉过敏	Hyperacusis

偷窃狂	Kleptomania
投射	Projection
投射性认同	Projective identification
图式失认	Topographical disorientation
退行	Regression

W

Wernick 脑病	Wernick's encephalopathy
妄想	Delusions
妄想痴呆	Paraphrenia
妄想性（病理性）嫉妒	Delusional (pathological) jealousy
妄想性障碍	Delusional disorder
妄想知觉	Delusional perception
违拗症	Negativism
维生素 B_1	Thiamine
文不对题	Vorbeireden
文化相关综合征	Culture-bound syndromes
文拉法辛	Venlafaxine
无意识	Unconscious
五角星表	Star chart
物理疗法	Physical treatment
物体（视觉）失认	Object (visual) agnosia

X

西地那非	Sildenafil
西酞普兰	Citalopram
系统脱敏疗法	Systematic desensitization
先占观念	Preoccupation
现实解体	Derealization

限定责任能力	Diminished responsibility
硝西泮	Nitrazepam
心境障碍	Mood disorder
心理测验	Psychological tests
心理依赖	Psychological dependence
心理治疗	Psychological treatment
信任关系	Rapport
行为疗法	Behaviour therapy
性反应	Sexual response
性高潮障碍	Orgasmic dysfunction
性功能障碍	Sexual dysfunction
性交疼痛	Dyspareunia
性偏好障碍	Sexual preference disorder
性身份障碍	Gender identity disorders
性心理史	Psychosexual history
性心理障碍	Psychosexual disorders
性欲倒错	Paraphilias
性欲亢进	Hypersexuality
性治疗	Sex therapy
选择性缄默	Elective mutism
选择性缄默症	Selective mutism
选择性 5-羟色胺、去甲肾上腺素再摄取抑制药	Selective noradrenaline (norepinephrine) and serotonin reuptake inhibitors (SNRI)
选择性 5-羟色胺再摄取抑制药	Selective serotonin reuptake inhibitors (SSRIs)
选择性去甲肾上腺素再摄取抑制药	Selective noradrenaline (norepinephrine) inhibitors (NARI)
学习能力低下	Learning disability

血管性痴呆	Vascular dementia
血液检测	Blood tests

Y

压抑	Repression
言语促迫	Pressure of speech
言语错乱	Paraphrasias
言语痉挛	Logoclonia
言语流畅性	Verbal fluency
言语贫乏	Poverty of speech
言语声律障碍	Dysprosody
言语重复	Palilalia
药物过量	Polypharmacy
药物治疗	Pharmacotherapy
一般常识	General knowledge
一过性抽动障碍	Vocal tic disorder
依赖型人格障碍	Dependent personality disorder
依赖综合征	Dependence syndrome
仪式性	Rituals
移情	Transference
遗传检测	Genetic tests
遗尿症	Enuresis
遗忘（科萨科夫）综合征	Amnesic (Korsakov's) syndrome
遗嘱能力	Testamentary capacity
疑病障碍	Hypochondrial disorder
疑病症	Hypochondriasis
异卡波肼	Isocarboxazid
异食癖	Pica
抑郁	Depression

抑郁发作	Depressive episode
抑郁性神经症（恶劣心境）	Depressive neurosis (dysthymia)
易激惹	Irritability
易性症	Transsexualism
意识	Consciousness
阴道痉挛	Vaginismus
音乐疗法	Music therapy
隐匿性抑郁	Masked depression
应激反应	Stress reaction
应激相关障碍	Stress-related disorder
有害性使用	Harmful use
右苯丙胺	Dexamfetamine
语词新作	Neologisms
语词杂拌	Word salad
语法性失语	Syntactical aphasia
语言能力	Language ability
运动不能性缄默症	Akinetic mutism
运动性（表达性）失语	Motor (expressive) aphasia
运动性抽动障碍	Motor tic disorder

Z

杂乱性失语	Jargon aphasia
早泄	Premature ejaculation
躁狂	Mania
谵妄	Delirium
照镜症	Mirror sign
震颤谵妄	Delirium tremens
正常压力脑积水	Normal-pressure hydrocephalus
职业史	Occupational history

职业治疗	Occupational therpy
致幻剂	Hallucinogens
致幻剂后感觉障碍	Posthalluciongen perception disorder
智商	Intelligence quotient
中毒	Intoxication
中间性失语症	Intermediate aphasia
中间性（语法性）失语	Central（syntactical）aphasia
重复经颅磁刺激	Repetitive transcranial magnetic stimulation
重性抑郁发作	Major depressive episode
珠氯噻醇	Zuclopenthixol
注意力	Attention
转换（分离）性障碍	Conversion（dissociative）disorder
准自杀	Parasuicide
姿势	Posture
自杀	Suicide
自杀想法	Suicidal thought
自杀意图评估	Suicidal intent assessment
自我	Ego
自我忽视	Self-neglect
自我意识障碍	Self-awareness disorder
自由联想	Free association
自知力	Insight
综合失认	Simultanagnosia
左右失认	Right-left disorientation
左右手习惯	Handedness
佐替平	Zotepine
作态	Mannerism